BIBLIOTHÈQUE MÉDICALE

PUBLIÉE SOUS LA DIRECTION

DE MM.

J.-M. CHARCOT

Professeur à la Faculté de médecine
de Paris,
membre de l'Institut.

G.-M. DEBOVE

Professeur à la Faculté de médecine
de Paris,
membre de l'Académie de médecine,

BIBLIOTHÈQUE MÉDICALE CHARCOT-DEBOVE

VOLUMES PARUS DANS LA COLLECTION

V. Hanot. La Cirrhose hypertrophique avec ictère chronique.

G.-M. Debove et Courtois-Suffit. Traitement des pleurésies purulentes.

J. Comby. Le Rachitisme.

Ch. Talamon. Appendicite et Pérityphlite.

G.-M. Debove et Rémond (de Metz). Lavage de l'estomac.

J. Seglas. Des Troubles du langage chez les aliénés.

A. Sallard. Les Amygdalites aiguës.

L. Dreyfus-Brissac et I. Bruhl. Phtisie aiguë.

P. Sollier. Les Troubles de la mémoire.

De Sinety. De la Stérilité chez la femme et de son traitement.

G.-M. Debove et J. Renault. Ulcère de l'estomac.

G. Daremberg. Traitement de la Phtisie pulmonaire. 2 vol.

Ch. Luzet. La Chlorose.

E. Mosny. Broncho-Pneumonie.

A. Mathieu. Neurasthénie.

N. Gamaleïa. Les Poisons bactériens.

H. Bourges. La Diphtérie.

Paul Blocq. Les Troubles de la marche dans les maladies nerveuses.

P. Yvon. Notions de pharmacie nécessaires au médecin. 2 vol.

L. Galliard. Le Pneumothorax.

E. Trouessart. La Thérapeutique antiseptique.

Juhel-Rénoy. Traitement de la fièvre typhoïde.

G. Patein. Les Purgatifs.

J. Gasser. Les Causes de la fièvre typhoïde.

A. Auvard et E. Caubet. Anesthésie chirurgicale et obstétricale.

L. Catrin. Le Paludisme chronique.

Labadie-Lagrave. Pathogénie et traitement des Néphrites et du mal de Bright.

E. Ozenne. Les Hémorroïdes.

Pierre Janet. État mental des hystériques. — Les stigmates mentaux.

H. Luc. Les Névropathies laryngées.

R. du Castel. Tuberculoses cutanées.

J. Comby. Les Oreillons.

Chambard. Les Morphinomanes.

J. Arnould. La Désinfection publique.

Achalme. Érysipèle.

P. Boulloche. Les Angines a fausses membranes.

E. Lecorché. Traitement du diabète sucré.

Barbier. La Rougeole.

M. Boulay. Pneumonie lobaire aiguë 2 vol.

A. Sallard. Hypertrophie des amygdales.

Richardière. La Coqueluche.

G. André. Hypertrophie du cœur.

E. Barié. Bruits de souffle et bruits de galop.

L. Galliard. Le Choléra.

Polin et Labit. Hygiène alimentaire.

Boiffin. Tumeurs fibreuses de l'utérus.

P. Janet. État mental des hystériques. — Accidents mentaux.

Ménard. Coxalgie tuberculeuse.

L. Rondot. Le Régime lacté.

F. Legueu. Chirurgie du rein et de l'uretère.

POUR PARAITRE PROCHAINEMENT

L. Capitan. Thérapeutique des maladies infectieuses.

Legrain. Microscopie clinique.

F. Verchère. La Blennorrhagie chez la femme. 2 vol.

H. Gillet. Rythmes des bruits du cœur (physiologie et pathologie).

P. de Molènes. Traitement des affections de la peau. 2 vol.

G. Martin. Myopie, Hypéropie, Astigmatisme.

Garnier. Chimie médicale.

Blache. Formulaire des maladies de l'enfance.

Ch. Monod et J. Jayle. Cancer du sein.

P. Mauclaire. Ostéomyélites de la croissance.

A. Reverdin (de Genève). Antisepsie chirurgicale.

De Guermonprez (de Lille) et Bécue (de Cassel). Actinomycose.

Robin. Rupt des du cœur.

Louis Beurnier. Les Varices.

G. André. L'Insuffisance mitrale.

A. Martha. Des Endocardites aiguës.

De Grandmaison. La Variole.

Pierre Achalme. Immunité.

Chaque volume se vend séparément. Relié : **3** fr. **50**

CHIRURGIE

DU REIN ET DE L'URETÈRE

PAR

LE Dr FÉLIX LEGUEU

Chef de clinique des maladies des voies urinaires à l'hôpital Necker

PARIS

RUEFF ET Cⁱᵉ ÉDITEURS

106, BOULEVARD SAINT-GERMAIN, 106

1894

CHIRURGIE DU REIN
ET DE L'URETÈRE

Le rein et l'uretère forment dans l'appareil urinaire un système continu, dont les pièces se commandent, dont les affections sont solidaires : aussi la chirurgie de l'uretère est-elle inséparable de la chirurgie du rein.

Ce petit ouvrage se compose de deux parties, l'une de médecine opératoire, l'autre de thérapeutique chirurgicale.

Dans la première se trouve exposée la technique des diverses opérations qui se pratiquent sur le rein et sur l'uretère. Dans la seconde sont discutées et critiquées les applications relatives de ces opérations dans les diverses affections du rein et de son conduit excréteur.

Élève de l'école de Necker, attaché depuis bientôt quatre années au service du professeur Guyon, je me suis inspiré de sa pratique et de son enseigne-

ment; tout en cherchant à donner de la chirurgie
rénale un exposé aussi complet que le permettent
les limites de l'ouvrage, j'ai tenu avant tout à donner aux idées et aux doctrines de mon maître la
place prépondérante qu'elles méritent.

Octobre 1893

PREMIÈRE PARTIE

MÉDECINE OPÉRATOIRE

ANATOMIE

Cachés au plus profond de la cavité abdominale, masqués en avant par les viscères abdominaux qui les recouvrent, les reins semblent au premier abord des organes inaccessibles. Ils sont dans la région lombaire, de chaque côté de la colonne vertébrale, l'un à droite, l'autre à gauche. Leur extrémité supérieure remonte sous la coupole diaphragmatique jusqu'au bord supérieur de la 11e côte, à la hauteur du disque qui sépare la 11e de la 12e vertèbre dorsale. En bas ils dépassent dans une assez large étendue le bord inférieur de la 12e côte et descendent jusqu'au bord supérieur de la 3e vertèbre lombaire.

Ils ont deux faces : l'une regarde en avant, l'autre est tournée en arrière et reste accolée à la paroi abdominale postérieure.

La face antérieure est recouverte des deux côtés par le feuillet pariétal du péritoine ; mais les rapports qu'elle contracte avec les viscères abdominaux diffèrent à droite et à gauche. A droite, c'est le foie qui présente une dépression pour la recevoir; de ce côté encore, c'est le côlon ascendant qui passe en oblique sur sa partie inférieure. A gauche la face antérieure du rein est cachée par le côlon descendant qui la recouvre au moins en bas; elle est en contact en haut avec la rate et la queue du pancréas.

La face postérieure des reins est en grande partie protégée par le bord inférieur du thorax, par les deux dernières côtes doublées du diaphragme et du sinus pleural. Plus bas, au-dessous de la 12e côte, le rein devient relativement superficiel : les muscles de la paroi abdominale postérieure avec leurs aponévroses le séparent seuls à ce niveau de l'extérieur. C'est là, au-dessous de la 12e côte, au-dessus de la crête iliaque, en dehors des muscles sacro-lombaires, à l'intersection des aponévroses du carré lombaire, qu'est le point faible de la protection du rein.

Les vaisseaux abordent le rein par son bord interne; artères et veines pénètrent ensemble au niveau du hile. La veine rénale droite est très courte, le rein touche presque la grosse veine cave inférieure. L'artère rénale gauche est aussi très courte, le rein gauche étant tout près de l'aorte.

Du hile se détache le conduit excréteur du rein, l'uretère; il prend naissance par une partie souvent renflée. qu'on appelle le bassinet, et se continue jusqu'à la vessie en un conduit cylindrique et régulier.

Telle est la disposition générale de l'appareil rénal. Dans cette situation, trois voies différentes permettent d'aborder le rein, la voie antérieure, la voie latérale et la voie postérieure.

La voie antérieure, c'est la voie abdominale; c'est la laparotomie. Une fois le péritoine ouvert, les viscères abdominaux sont écartés et le rein mis à nu.

La voie latérale, c'est l'incision dans le flanc, sur la ligne axillaire ou plus en avant : le péritoine est décollé, mais non ouvert; on chemine jusqu'au rein qu'on aborde par son bord externe. Ce n'est qu'un dérivé de la méthode postérieure, également extra-péritonéale.

La voie postérieure ou lombaire est la plus suivie : de ce côté le rein est relativement superficiel : entre la 12ᵉ côte en haut et la crête iliaque en bas, s'étend un espace quadrilatère, qui représente le champ d'opération dans l'abord du rein par la voie lombaire. Il n'est besoin pour l'atteindre à ce niveau que de cheminer entre les couches musculaires sans crainte de rencontrer le péritoine, sans crainte de blesser un viscère ou un organe important. Sur le bord externe. toujours appréciable, de la masse sacro-lombaire, une incision découvre au-dessous de la peau et du tissu sous-cutané le grand dorsal, les trois feuillets de l'aponévrose du carré lombaire renforcés en haut par le ligament lombo-costal de Henle, le carré lombaire lui-même; au-dessous de ce muscle, le rein apparaît par son extrémité inférieure au milieu de cette graisse jaune, qui forme son atmosphère de protection : le côlon est plus en dehors. La plèvre cependant dépasse de quelques centimètres la 12e côte; suivant que celle-ci est longue ou courte, la plèvre la dépasse dans son tiers interne seulement, ou dans toute son étendue (Récamier), et cette notion de la longueur ou de la brièveté de la 12e côte doit toujours être établie avant l'opération, pour savoir jusqu'à quel point s'étend au-dessous de la côte le cul-de-sac pleural.

CHAPITRE PREMIER

DES OPÉRATIONS QUI SE PRATIQUENT SUR LES REINS

I

DE L'EXPLORATION DIRECTE DU REIN

Les différentes méthodes d'exploration *indirecte*
rendent de grands services dans la chirurgie rénale :
la palpation surtout, la recherche du *ballottement*
dénote les moindres augmentations de volume ou
de mobilité. Et cependant il est des cas plus complexes où l'exploration extérieure ne suffit plus
pour donner sur l'état du rein des notions assez
précises : il en est ainsi par exemple chez certains
sujets atteints de lithiase, de tuberculose ou de
cancer au début, et il est de ces malades pour
lesquels s'impose la nécessité d'une intervention
exploratrice, d'une exploration *directe*. Les indications de ces opérations seront étudiées chemin

faisant au cours de chaque affection : je veux seulement en ce moment les étudier dans leur ensemble et dans leur technique opératoire.

Les opérations purement exploratrices sont la ponction et l'incision.

La *ponction exploratrice* a été surtout tentée pour faire reconnaître la nature d'une tumeur rénale, mais en dehors des cas où le diagnostic était déjà à peu près évident, la ponction n'a rien donné. Elle est insuffisante, et à plus fortes raisons, dans la recherche des calculs : les succès de Barker en 1880, de Barlow et Godle, qui trouvèrent à la ponction à travers les téguments des calculs supposés, ne prouvent rien en faveur d'une méthode qui doit être absolument condamnée, dans cette application en particulier.

La ponction est faite à l'aide d'un gros trocart de Potain ou de Dieulafoy; si la tumeur fait saillie en arrière, si le contact lombaire est évident, le trocart sera enfoncé au point le plus saillant de la tuméfaction. Mais en général les tumeurs, pour lesquelles on fait la ponction, sont des tumeurs à évolution abdominale, et dont il s'agit de constater à l'examen du liquide la nature et l'origine rénale. Aussi est-ce presque toujours par la voie antérieure que devra être abordée la collection : on s'assure auparavant de la matité de la tumeur, afin de ne pas léser l'intestin, et le trocart est enfoncé juste assez pour pénétrer dans la cavité et sans blesser de vaisseaux importants. Grâce à ces précautions d'antisepsie, qui sont devenues aujourd'hui élémentaires, il ne résulte de la ponction aucune suite fâcheuse.

INCISION EXPLORATRICE

L'incision exploratrice est devenue aujourd'hui, à la faveur de l'antisepsie, une opération courante, que pratiquent et conseillent tous les chirurgiens dans le but de parfaire un diagnostic, de préciser la nature et les connexions d'une tumeur mal définie.

Deux voies seulement conduisent à l'exploration directe du rein : la voie *lombaire*, et la voie *abdominale*.

La voie *abdominale*, l'exploration par la laparotomie, reste préférée des gynécologistes. On lui reconnaît l'avantage de permettre l'exploration des deux reins et des deux uretères, et de montrer au besoin si le rein est unique. A ces avantages, on oppose la difficulté qu'il y a à se rendre compte de l'état exact d'un rein d'après la seule palpation de sa surface extérieure, l'inconvénient de l'ouverture péritonéale, aujourd'hui très atténué il est vrai, l'impossibilité de terminer souvent par cette voie l'opération complète et la nécessité de recourir plus tard à une incision postérieure. Ces arguments, le premier surtout, ne sont pas sans valeur. Aussi bien je crois que l'incision abdominale ne convient qu'aux cas de tumeurs rénales à évolution abdominale, et que dans toute autre condition, c'est à l'incision lombaire qu'il faut de préférence avoir recours.

La voie *lombaire* reste donc la méthode de choix. L'incision des parties molles conduit rapidement au rein : il n'est pour l'aborder aucun organe important à léser ou à atteindre. On a plus facilement le rein sous les yeux et dans la main, et l'exploration se fait plus immédiate, plus régulière et plus sûre.

La voie lombaire comporte une série d'incisions, dont nous aurons à reparler à propos des opérations sur le rein : mais on peut en ce qui concerne l'exploration réduire à deux ces variétés d'incision.

L'incision *verticale* de Simon se fait à huit centimètres de la ligne épineuse; on ouvre la gaine du long dorsal, on récline ce muscle, on fend le feuillet antérieur de sa gaine, on arrive sur le carré lombaire qu'on récline.

Les incisions *obliques* sont en général préférées. M. Guyon fait son incision légèrement oblique partant à huit centimètres des épines en haut, et aboutissant à dix centimètres en bas. Morris incise parallèlement à la 12ᵉ côte, et à deux travers de doigt au-dessous d'elle ; l'incision de onze centimètres de longueur n'ouvre pas la gaine du sacro-lombaire et se porte obliquement en bas et en dehors.

L'incision oblique de Guyon est de beaucoup la plus avantageuse : arrivé sur le fascia propria, on le déchire à la sonde cannelée, on arrive sur le tissu cellulo-graisseux qu'on dissocie et jusque sur le rein.

Exploration du rein mis à nu. — La *vue* ne donne que des renseignements imparfaits : un calcul serait inclus dans le rein. que rien à l'extérieur ne révélerait sa présence. Ce que l'inspection directe donne très bien, c'est la notion de l'hypertrophie ou de l'atrophie de l'organe; ce qu'elle permet de voir, c'est si le rein est normal ou déformé.

Il ne suffit donc pas de voir le rein, il faut le palper. La *palpation* est toujours nécessaire, mais il faut qu'elle soit complète. Explorer la face postérieure seule ne peut suffire : la difficulté de fixer le rein, malgré la pression qu'un aide exerce en avant sur la paroi abdominale. rend très imparfaite cette exploration postérieure. A moins qu'un calcul ne dénote sa présence par une saillie appréciable en un point aminci de la surface, la palpation de la face postérieure ne donnera rien. Il faut de toute nécessité y ajouter l'exploration de la face antérieure; Bergmann[1] en 1886 a essayé de condamner

1. *Berl. klin. Woch.*, 16 nov. 1886

cette exploration en invoquant la difficulté du drainage et le voisinage du péritoine. L'argument est resté sans valeur, et Morris, Le Dentu[1], Guyon[2] insistent sur la nécessité d'une palpation minutieuse du rein saisi entre les deux doigts. En saisissant ainsi le rein dans la main, après l'avoir autant que possible attiré dans la plaie, on se rend mieux compte des moindres irrégularités de sa consistance, qu'en appliquant sa face postérieure sur le plan résistant du psoas. Des deux faces du rein, les doigts descendent sur le bassinet et jusque sur l'uretère « qui donne, dit Récamier[3], la sensation du canal déférent pris au travers des bourses, quoique l'on perçoive très bien que ce canal n'a pas les parois aussi épaisses et qu'il s'aplatit ».

Ainsi faite, la palpation du rein a certes une grande valeur : mais il faut être cependant bien prévenu qu'un calcul enclavé dans le rein ou ses dépendances peut exister sans que la palpation extérieure dénote aucunement sa présence. Morris a dès longtemps insisté sur ce fait, et des explorations faites par Marcus Beck, par Smith, par Kendal Francks, par Morris lui-même montrent jusqu'à l'évidence le bien fondé de ces restrictions. Dans

---

1. LE DENTU, *Affections chirurgicales des reins et des uretères.* Paris, 1889.

2. GUYON, *Diagnostic des calculs du rein. Bulletin méd.*, 1891.

3. RÉCAMIER, *Étude sur les rapports du rein et son exploration chirurgicale.* Th. i. Paris, 1889.

ces opérations, la palpation ne donna rien : et cependant l'opération justifia ultérieurement le diagnostic de calcul.

J'ai moi-même vérifié le fait en introduisant dans le rein des calculs sur le cadavre; la palpation extérieure dans bien des cas ne donnait aucun renseignement positif sur le siège ni sur la présence des calculs. Toutefois je crois qu'il y a grand avantage à ajouter à l'exploration extérieure ce que j'ai appelé « la palpation intra-sinusienne[1] ». En introduisant à travers le hile l'extrémité du doigt recourbé en crochet dans le sinus du rein ou jusqu'à son entrée, on arrive toujours à sentir un calcul, qui serait inclus dans le bassinet ou dans une dépendance de cette zone moyenne du sinus. J'ai vérifié sur le cadavre la valeur de cette exploration, et les résultats ont été positifs. M. Guyon y a eu recours deux fois, dans deux cas où le diagnostic de calcul, il est vrai, ne fut pas confirmé : ceci suffit à prouver cependant que la manœuvre est possible sur le vivant, quoique difficile, et je crois qu'il y aura avantage à la pratiquer toutes les fois que le rein peut être abaissé jusque dans les lèvres de l'incision cutanée.

Acupuncture (avec l'aiguille ou le trocart). —

1. LEGUEU, *De l'anatomie chirurgicale du bassinet et de l'exploration chirurgicale du rein. — Ann. des mal. des org. gén. urin.* 1891.

L'acupuncture complète l'exploration du rein, lorsque la palpation n'a rien donné : elle confirme par le contact de l'aiguille la nature d'une induration suspecte.

Cette exploration se pratique méthodiquement à l'aide d'une fine aiguille (Le Dentu) que l'on enfonce sur le bord convexe du rein et dans la direction du hile, à un centimètre ou un centimètre et demi de profondeur. Si la pointe de l'aiguille rencontre un calcul, il n'y a qu'à aller à sa recherche, par l'un des procédés que nous étudierons. Si l'aiguille ne vient pas buter contre le corps étranger, si plusieurs tentatives sont restées négatives, il est inutile de prolonger cette exploration. Dans une observation de Bennet May entre autres, les trente premières piqûres restèrent négatives. Il n'y aura pas lieu de multiplier, croyons-nous, outre mesure ces ponctions, parce qu'il faut toujours en venir à l'incision du rein ou à l'exploration des calices dans tous les cas où la persistance et la netteté des signes fonctionnels ont fait supposer l'existence d'uncalcul. De ce qu'on ne trouve pas le corps étranger à l'acupuncture, on ne doit jamais en conclure qu'il n'existe pas : Tilmanns[1] en 1887, Morris[2] en 1885, Francks en 1888 ont trouvé à l'incision du rein des calculs, que l'acupuncture avait laissés méconnus,

1. Tilmanns, *Schmidts Jahrbuch*, 1887.
2. Morris, *Med.-Surg. Soc.* Tr. 1885.

et il y a quelques années Israël[1] communiquait à la société clinique de Berlin une observation de calcul dans un rein non abcédé particulièrement intéressante à ce point de vue : ni la palpation, ni les ponctions multiples ne lui avaient fait découvrir le calcul, et s'il n'avait eu une confiance absolue dans son diagnostic, il eût abandonné l'incision et renoncé à l'opération. Aussi tous les auteurs, Morris, Bruce Clarke, M. Le Dentu, conseillent formellement de ne pas s'en tenir là et de poursuivre l'exploration par l'incision.

Incision du bassinet ou du rein. — Deux voies se présentent pour explorer l'intérieur du rein : l'incision du bassinet ou pyélotomie et l'incision du rein ou néphrotomie.

Dans la pyélotomie, on fait une ouverture au bassinet, on introduit par l'ouverture le doigt ou un instrument quelconque : l'un comme l'autre sert à l'exploration du bassinet d'abord, de chacun des calices ensuite.

En incisant le rein sur son bord convexe, on parvient aussi à ouvrir le bassinet et les calices et à les explorer non moins facilement. Ces deux méthodes différentes ont des partisans, chacun a une façon spéciale de procéder.

Bruce Clarke et Lloyd préfèrent l'incision du bas-

1. ISRAEL, *Brit. M. J.*, fév. 1890, et *Clin. Soc.*, 12 fév.

sinet, qu'ils explorent ensuite avec une sonde introduite par l'ouverture ainsi créée. Otis, Herczel[1] se fondant sur la pratique de Czerny, Bergmann et Hans Schmidt[2] partagent la même confiance et suivent la même pratique.

Plus nombreux sont ceux qui recommandent l'incision du rein et la pratiquent à l'occasion : Morris, Belfield, Le Dentu, Guyon, Tuffier sont de ce nombre, et considèrent avec raison qu'elle donne plus de sécurité sans exposer à plus de dangers.

L'incision du bassinet ne convient qu'à des cas très limités : elle est applicable aux cas seuls où à l'exploration, un calcul est senti dans sa cavité; la paroi est incisée sur le corps étranger, et après l'extraction la suture de la paroi sera faite avec quelques points de catgut. Mais si l'exploration digitale n'a rien démontré d'anormal dans la cavité du bassinet, il vaut mieux pour la recherche du calcul dans les calices procéder autrement. A l'état normal en effet le bassinet n'existe pas : par mes recherches cadavériques et mes dissections, j'ai établi[3] ce point d'anatomie chirurgicale, dont Torrey[4] avait déjà fait voir l'importance. L'uretère en arrivant au rein se divise en deux ou trois bran-

1. HERCZEL. *Therapeut. Monatschrift*, 1887.
2. *Berl. klin. Woch.*, 1888.
3. LEGUEU. *Loc. cit.*
4. TORREY, *A case of nephro-uretero-lithotomy. Americ. J. of the med. Sc.*, T. 97, 1889, p. 579.

chements, qui aboutissent aux calices ; dans un
certain nombre de cas, il y a bien une dilatation, un
renflement, un bassinet ampullaire (Legueu), mais
cette disposition que je crois normale contrairement à Terrier et Baudouin est, je le reconnais,
exceptionnelle. Aussi l'ouverture du bassinet suivie
de l'exploration digitale de sa surface interne me
semble-t-elle une conception purement théorique
en dehors des cas, bien entendu, où il existe un
corps étranger qui dilate sa cavité. Et c'est à l'incision du rein qu'il faut toujours avoir recours :
l'exploration du rein par la pyélotomie, par l'incision du bassinet est absolument à rejeter, comme
impraticable et insuffisante a donner de sérieuses
garanties.

Incision du rein. — L'incision rénale d'exploration se fait sur la face postérieure ou sur le bord
convexe.

L'incision postérieure, préconisée d'abord par
Morris, est aujourd'hui universellement condamnée : elle expose à l'hémorragie, parce qu'elle
se fait perpendiculaire à la direction des grosses
branches vasculaires : elle entraîne à sa suite la
sclérose glomérulaire (Tuffier) en sectionnant les
conduits excréteurs. Enfin elle n'est pas meilleure
au point de vue de l'exploration[1].

1. ROBINEAU-DUCLOS, *Des incisions chirurgicales du rein*, th
Paris. Steinheil, 1890.

L'incision du bord convexe est préférée à juste titre : elle a l'avantage de réduire à son minimum l'atrophie ultérieure des glomérules, et d'évoluer dans une région où la vascularisation se maintient au minimum.

Au point de vue de l'exploration elle-même, la valeur de l'incision du bord convexe est réelle, mais elle n'est pas encore absolue. Bien qu'elle n'ouvre pas souvent le bassinet comme je l'ai démontré, l'incision du bord convexe permet une exploration complète dans la région moyenne du sinus. Il n'en est pas de même pour les calices des extrémités supérieure et inférieure; ces calices ne sont pas ouverts, et le doigt à travers le sinus a peine à cheminer jusque-là, à se replier jusque dans la corne recourbée, à suivre et à palper toutes les ramifications des calices à ce niveau. Frappé de cet inconvénient, j'ai proposé en 1891 dans les cas où la palpation intra-sinusienne n'a rien donné de pratiquer sur les deux extrémités du rein deux incisions isolées à travers lesquelles le doigt introduit successivement se livrera à toutes les explorations désirables dans une région difficile à atteindre par tout autre procédé. Mais elles ne conviennent qu'aux cas très rares où les autres procédés d'exploration n'ont rien donné de positif et ceux-ci sont bien exceptionnels. L'incision du rein reste en tout cas le dernier terme de l'exploration intra-rénale.

L'hémorragie toujours abondante mais jamais inquiétante, qui suit l'incision, est facilement arrêtée par la compression du pédicule (Tuffier), par l'accolement momentané des lèvres de la plaie (Le Dentu), ou par le tamponnement (Jacobson).

II

NÉPHRORRAPHIE

La *néphrorraphie* ou *néphropexie* est une opération qui a pour but de fixer dans la région lombaire un rein mobile et accidentellement déplacé. En 1881, Hahn (de Berlin) en avait le premier l'idée : la même année, il la mettait en pratique sur trois malades, mais il n'osait pas encore introduire les fils suspenseurs dans la substance même du rein. En 1882 Delhaes, puis Bassini se décident à intéresser la substance même du rein en faisant passer leurs fils dans la partie la plus superficielle de la couche corticale, et en 1883 Küster, puis Swenson les premiers traversent franchement le tissu rénal. Depuis lors des perfectionnements variés ont été apportés à la technique de l'opération : des travaux nombreux ont paru sur ce sujet, je citerai ceux de Vanneufville[1], de Le Cuziat[2], de Sulzer[3], de Delagenière[4], élève du professeur Guyon, de Newmann[5]; ils contiennent l'exposé complet des progrès réalisés en ces dernières années.

Deux voies différentes permettent d'obtenir la fixation du rein : la voie intrapéritonéale et la voie extrapéritonéale ou lombaire.

La première a été rarement pratiquée. Au cours d'une laparotomie, Tischendorff en 1887 fut accidentellement conduit à fixer le rein; il profita de sa première incision antérieure pour l'aborder. Mais c'est en réalité Rosenberger qui est le premier à avoir pratiqué de propos délibéré cette opération, et qui a cherché depuis à la vulgariser. Malgré les avantages qu'il lui reconnaît, son opération n'a pas rencontré beaucoup d'adeptes : elle n'a pu entrer dans la pratique, elle n'y entrera certainement jamais, et je renvoie ceux que le manuel opératoire pourrait intéresser au mémoire original de l'auteur[6].

1. VANNEUFVILLE, *De la néphrorraphie*, Th. i. Paris, 1888.

2. LE CUZIAT, *Du traitement du rein mobile*, Th. i. Paris, 1889.

3. SULZER, *Ueber Wandernieren und deren Behandlung durch Nephrorraphie* (*Deutsch. Zeitsch. f. Chir.*, 1891, p. 506.)

4. DELAGENIÈRE, *Étude critique et expérimentale sur la néphrorraphie*, Th. i. Paris, 1889.

5. NEWMANN, *Beiträge zur Frage der Nephrorraphie*, Berlin, 1892.

6. ROSENBERGER, *Die intraperitoneale Anheftung der Wanderniere* (*Munch. med. Woch.*, décembre 1888, n° 50).

NÉPHRORRAPHIE LOMBAIRE

A. *Procédé de Guyon.*

Voici le manuel opératoire auquel M. Guyon s'est pour l'instant arrêté : il représente le procédé de choix, celui que les perfectionnements modernes venus de plusieurs auteurs ont permis d'établir : la seule modification personnelle à M. Guyon consiste dans la pose des fils.

Après nettoyage du champ opératoire, le malade est couché sur le côté opposé au rein flottant. Pour faire saillir la région sur laquelle on va opérer, on place sous le côté déclive entre la crête iliaque et le rebord inférieur des côtes un drap roulé, de façon à former un coussin dur et peu dépressible. Un aide maintient le bassin dans cette situation instable.

L'opération comprend quatre temps :

1er *temps. Incision des parties molles.* — Sur le bord externe de la masse sacro-lombaire, une incision est tracée, qui en haut remonte un peu au-dessus de la douzième côte, et en bas atteint ou dépasse légèrement la crête iliaque. Cette incision conduit à travers les différents plans musculo-aponévrotiques, et le long du bord externe du carré lombaire jusqu'à la graisse périrénale.

2ᵉ temps. Découverte du rein. — Dès que le feuillet antérieur de l'aponévrose du carré est sectionné, la graisse jaune sous-péritonéale fait hernie dans la plaie; le côlon se trouve tout près et apparaît même souvent, doublé de tissu adipeux.

A ce moment, un aide placé en face de l'opérateur cherche à sentir à travers la paroi abdominale antérieure le rein et le refoule du poing fermé dans la direction de l'hypochondre. Après quelques tâtonnements, l'opérateur sent le rein affleurer la plaie lombaire et l'isole au milieu de la graisse : l'aide maintient son poing en pression dans l'attitude la plus favorable, et l'opérateur pour ne pas s'exposer à voir le rein lui échapper pose un fil suspenseur (catgut numéro 2 ou 3) sur l'extrémité inférieure de l'organe, et en plein parenchyme. Ce fil, dont les deux chefs sont maintenus par une pince, soutient le rein et va être un des principaux points d'appui pour la pose des fils.

3ᵉ temps. Pose des fils. — Après avoir exploré le rein sur ses deux faces, au niveau de ses extrémités et de son hîle, après avoir vérifié l'état du pédicule, détordu ce pédicule et l'uretère, s'il y a lieu, on procède à la mise en place des fils de fixation.

Passer les fils suspenseurs dans le rein et dans les parties molles voisines, c'est là ce qui semble, au premier abord, le plus simple, le plus naturel.

Mais, en serrant le fil, on étrangle le rein, on coupe sa substance, on l'expose à la sclérose.

Aussi M. Guyon a-t-il imaginé un procédé ingénieux qui évite au rein l'inconvénient de la stricture tout en assurant sa fixation. Les fils sont passés dans la substance même du rein, à un bon centimètre du bord convexe ; ils sont en anse double avec du catgut n° 2. Une fois le fil passé et l'anse coupée, il reste de chaque côté deux chefs qui traversent ensemble le parenchyme. Les deux chefs qui sortent à droite sont noués ensemble, de telle sorte que le nœud vienne affleurer la surface du rein. On noue de même les deux chefs de gauche ; et ainsi le rein se trouve à cheval sur un échelon, il y est fixé par deux nœuds, qui l'empêchent de se déplacer à droite ou à gauche. Reste maintenant à fixer cet échelon aux parties molles. Pour cela les deux chefs sont passés tout près l'un de l'autre, ceux de droite à droite, ceux de gauche à gauche, en deux points différents des parties molles, y compris la capsule graisseuse, et noués ensemble. Ainsi le rein se trouve soulevé et fixé aux parties molles sans être étranglé par aucune stricture.

On place de même deux, trois, quatre fils doubles, jusqu'à ce que la palpation montre le rein bien fixé. En dehors des fils transversaux, il est important de placer un ou plusieurs fils verticaux, pour relier le rein à la douzième côte et pour limiter le mouvement vertical. L'extrémité inférieure du rein est ainsi ramenée derrière la douzième côte. Une fois les fils serrés, ce rein est appuyé sur une série de petits échelons et maintenu d'une façon remarquablement solide.

4e temps. Sutures et pansement. — Une fois fixé le rein, on fait un plan de sutures au catgut sur les muscles, et un plan de sutures au crin de Florence pour la peau et le tissu sous-cutané. Quelques-uns de ces crins superficiels passent profondément dans les plans musculaires sous-jacents pour établir une étroite solidarité entre les diverses couches de la région lombaire. Drainage à l'angle inférieur de la plaie. Pansement à la gaze iodoformée et à la ouate aseptique.

B. *Autres procédés opératoires.*

Avant d'en arriver au degré relatif de perfection qu'elle a atteint aujourd'hui, l'opération de la néphrorraphie a subi bien des modifications. Les premiers opérateurs, Hahn, Weir, Lauenstein, n'osaient pas intéresser le rein dans les sutures : ils se contentaient, une fois arrivés sur la capsule graisseuse, d'y passer les fils, dont ils rattachaient les extrémités aux lèvres de la plaie. La fixation du rein n'était que médiate : les échecs ne se firent pas attendre et il fallut bientôt trouver mieux.

Hahn modifia son procédé primitif; sur deux de ses premières opérées qui avaient récidivé, il fit la suture de la capsule propre du rein aux parties molles. C'était déjà un progrès : cette tentative donna en effet quelques succès entre les mains de Ceccherelli, de Kümmel, de Courvoisier; mais on ne tarda pas à reconnaître encore l'insuffisance d'une opération ainsi comprise. On en vint alors à décortiquer un point de la surface du rein, à l'aviver pour rendre plus facile l'adhérence et plus solide la fixation; de là est né le procédé de l'*avivement*.

Lloyd[1] est le premier qui ait employé ce procédé d'une façon méthodique en 1887. En 1888 Tuffier l'employait à son tour et en faisait son procédé de choix. Duret y a eu recours également[2]. Malgré de légères différences, le procédé de ces auteurs est à peu près le même : on fait une boutonnière à la capsule propre, on la décolle avec un instrument mousse sur une étendue plus ou moins grande; puis on résèque toute la portion de capsule ainsi soulevée. La substance rénale est ainsi mise à nu: le rein est soulevé par les fils suspenseurs, passés préalablement au-dessus et au-dessous de la surface avivée, et amené jusque dans la plaie, puis fixé par la ligature des liens. Le parenchyme rénal est

1. LLOYD, *Practitioner*, sept. 1887.
2. DURET, *J. des sc. méd. de Lille*, 27 juillet 1888.

donc en contact direct avec les muscles sectionnés, et des adhérences solides se produisent entre ces deux surfaces saignantes. Tuffier, Le Cuziat et Delagenière ont démontré par leurs expériences sur l'animal, que les adhérences ainsi établies sont d'une solidité à toute épreuve. Mais il faut cependant tenir compte des lésions qui se développent secondaires sur un rein ainsi décortiqué : on trouve au bout d'un certain temps des lésions de sclérose très prononcées; et bien que les malades opérés de cette façon n'aient pas été observés à ce point de vue, on est amené à penser que la fonction rénale pourrait à la longue se trouver plus ou moins compromise. Il n'y a pas lieu d'ailleurs d'accorder ses préférences à un procédé, qui ne présente en réalité aucune supériorité sur le procédé sans avivement. Avec celui-ci, les adhérences sont très solides; et des résultats parfaits sont obtenus sans provoquer de lésions appréciables du rein.

La *nature du fil* employé pour la fixation a varié suivant les chirurgiens. La soie a le désavantage de couper le rein : de plus elle n'est pas résorbable, et s'il y a infection, elle fait corps étranger et entretient au fond de la plaie une suppuration prolongée. Pour toutes ces raisons, le catgut conserve ici sa supériorité.

Le *point exact* où doit passer le fil et surtout le fil supérieur est assez controversé. Quelques chirurgiens ont enroulé le fil supérieur autour de la

12ᵉ côte; d'autres, et M. Guyon en particulier, le fixent au périoste de la dernière côte. Cette manière de procéder est très heureuse, à condition toutefois qu'on ne soit pas obligé de tendre ce fil à l'extrême, comme cela se produirait si le rein se laissait difficilement attirer dans la plaie.

On a fait aussi la *résection* totale ou sous-périostée de la dernière côte; cette pratique, qui n'a d'autre but que de permettre d'élever le rein pour le fixer plus haut, est sans avantage réel, elle n'est pas non plus exempte de difficultés et de danger, et on doit absolument y renoncer.

A quelle *hauteur* doit-on fixer le rein? Le plus haut possible, répond Angerer; le plus bas possible, dit Morris. Mais, comme le fait très justement remarquer M. Guyon, le but à atteindre par la néphrorraphie n'est pas de remettre absolument le rein dans la situation qu'il occupait avant son déplacement : il faudrait alors, et cela est impossible, le cacher presque entièrement sous les côtes. Ce qu'on doit chercher, c'est à immobiliser le rein dans une région où il sera caché et protégé contre les diverses pressions qu'il a à subir dans l'abdomen, c'est aussi à empêcher la torsion de l'uretère pour prévenir les crises d'hydronéphrose intermittente. On s'efforcera donc de fixer le rein le plus haut qu'il sera possible sans que les fils suspenseurs aient à exercer de traction trop sérieuse sur la glande.

Procédé de Riedel. — Riedel[1], partant de cette idée que la persistance des douleurs qu'on observe quelquefois après la néphrorraphie vient surtout de ce que le rein est fixé trop bas, a cherché à le fixer dans sa position normale.

Sur trois malades il refoula d'abord le rein sous le diaphragme après avoir détaché la capsule fibreuse de toute la face postérieure, puis il sutura la partie inférieure de cette capsule ou le rein lui-même, tantôt aux muscles voisins, tantôt au périoste de la dernière côte. Les résultats ne furent guère meilleurs que ceux de l'opération précédente, le tissu cicatriciel tirait en arrière l'extrémité inférieure de l'organe, tandis que l'extrémité supérieure basculait en avant; et les malades conservaient une certaine sensibilité douloureuse.

Riedel se décida donc à fixer non seulement l'extrémité supérieure au diaphragme, mais aussi l'extrémité inférieure à la face antérieure du carré des lombes en procédant de la façon suivante :

Une incision menée du milieu de la 12e côte vers le rebord du bassin met à découvert le bord externe du carré lombaire sans léser ce muscle. L'atmosphère graisseuse, puis la capsule fibreuse sont détachées de toute la face postérieure du rein, qu'on

---

1. RIEDEL, *Die Fixation der Wanderniere an die vordere Fläche des Quadr. lumb. und an das Zwerchfell. Berl. klin. Woch.*, 1892, n° 28, p. 685.

met à nu. On repousse alors le rein au-dessous du diaphragme, de manière que l'extrémité inférieure reste seule visible. On suture ensuite avec du catgut le côté interne de la capsule fibreuse à la face antérieure du carré lombaire ; puis on invagine le plus profondément possible le péritoine, et le tissu adipeux sous-séreux qu'on suture sur le côté externe de la capsule fibreuse. La partie inférieure du rein se trouve ainsi fixée dans la profondeur, tandis que l'extrémité supérieure est encore libre au niveau du diaphragme. Pour provoquer un certain degré d'irritation, Riedel verse alors dans la plaie du bismuth suspendu dans une solution de sublimé et insinue entre le rein et le diaphragme une large bande de gaze iodoformée recouvrant toute la face postérieure du rein, qui déborde le diaphragme. Un second tampon de gaze comble l'espace qu'occupait le rein déplacé ; un troisième enfin est appliqué sur la partie inférieure du rein, qui repose sur le carré lombaire. Les extrémités de ces trois tampons sont munies chacune d'un fil de soie, qu'on ramène au dehors ; après quoi, le carré lombaire est suturé aux muscles abdominaux. Les tampons sont retirés au bout de 4 semaines. La guérison demande environ 10 à 12 semaines. Si le rein est bien fixé par ce procédé, la paroi est affaiblie toujours dans sa résistance, et les malades ultérieurement restent exposés à voir une hernie forcer la cicatrice.

Kocher[1] lui aussi a renoncé à suturer le rein, parce qu'il a vu les sutures couper le rein, et la mobilité se reproduire après l'opération. Il amène le rein dans la plaie, qu'il traite à ciel ouvert; une portion de la substance corticale est mise à nu. Le tissu des bourgeons charnus envoie à l'intérieur de cette substance corticale du tissu conjonctif résistant. C'est ainsi qu'il obtient une solide fixation cicatricielle de l'organe.

Je doute cependant que ces deux derniers procédés de fixation du rein, malgré les avantages qu'on leur reconnaît, doivent à l'avenir entrer sérieusement en ligne de compte, et prévaloir sur le procédé classique dont les résultats sont excellents.

C. *Complications et suites opératoires.*

Au cours de l'opération, le péritoine et la plèvre ont été parfois ouverts : ce sont là des accidents auxquels il est facile de remédier immédiatement par la suture.

Dans les jours suivants, on a souvent noté le collapsus, la diminution des urines, des hématuries insignifiantes, des pleurésies.

La suppuration se développe parfois dans la plaie,

---

1. KOCHER (*Corresp. Blatt f. Schweizer Aerzte*, n° **16**. p. 522, 1892).

lorsqu'il y a eu faute d'asepsie : certains chirurgiens, nous l'avons vu, la recherchent de préférence. On y gagne une large cicatrice, des chances de hernie rénale; et il faut considérer la suppuration comme un accident que l'on peut et que l'on doit toujours éviter.

Au point de vue des *résultats éloignés*, il y a à envisager la question des récidives. Au début les récidives s'observaient fréquemment; elles étaient presque la règle à une époque où l'on n'osait pas suturer directement le parenchyme rénal, et où l'on se contentait de suturer la capsule graisseuse ou la capsule propre. Tous ces procédés sont aujourd'hui justement délaissés : et il n'est plus question que des procédés de suture du parenchyme avec ou sans décortication de la capsule. Dans cette catégorie d'opérations prises en bloc, on ne trouve qu'un huitième d'insuccès; la proportion est la même, qu'il s'agisse de sutures simples du rein ou qu'il s'agisse de décortications. Le rein tient aussi bien sans avivement qu'avec décortication. On peut donc conclure d'une manière générale que la néphrorraphie bien faite réussit à peu près 9 fois sur 10 à immobiliser le rein.

Mais l'immobilisation du rein n'est pas toujours synonyme de guérison : le succès opératoire complet, la guérison parfaite suppose la fixation définitive du rein et aussi la suppression des douleurs; or les douleurs persistent souvent après la fixation du rein : il en est souvent ainsi chez les sujets dont le système nerveux particulièrement impressionnable prend la plus large part aux troubles observés. En posant les indications de la néphrorraphie, il y a lieu de tenir compte de ces faits et de restreindre surtout l'opération aux seuls cas qui en sont justiciables, et dans lesquels la part prépondérante de la mobilité rénale permet à la fixation de donner un succès complet.

III

DE LA NÉPHROTOMIE

La *néphrotomie*, c'est l'incision du rein, c'est la taille rénale. L'opération est de date fort ancienne et malgré beaucoup de commentaires on ne sait encore exactement à qui appartient l'honneur de l'avoir le premier pratiquée. Ces discussions, autour du passé si obscur de la néphrotomie, n'ont plus un grand intérêt, et il nous suffira de dire que l'opération était tombée dans l'oubli, lorsque Smith en 1869 essaya de la ressusciter et que Bryant et Callender en 1870 publièrent leurs premières observations. Depuis, la néphrotomie est entrée dans la pratique et elle est devenue aujourd'hui l'une des

1. Smith. *Nephrotomy on a means of treating renal calculus. Med. chir. Transactions*, 1869, vol. LII, p. 211.

opérations les plus courantes de la chirurgie rénale.

A côté de la néphrotomie proprement dite, doit prendre place et dans le même cadre qu'elle, la *pyélotomie* ou incision du bassinet, qui n'est en effet qu'une des modalités de la néphrotomie. Elle n'est plus guère pratiquée que pour l'extraction des calculs du bassinet, et prend alors le nom de *pyélolithotomie*. Enfin, nous réservons le terme de *néphrolithotomie* à toutes les opérations qui ont pour résultat d'enlever du rein incisé les calculs qu'il contenait. Grâce à ces délimitations bien nettes, la confusion des termes sera plus facile à éviter.

1

DE LA NÉPHROTOMIE D'UN REIN ABCÉDÉ

A. *Technique de la néphrotomie.*

Pour aborder le rein, dans le but d'évacuer une collection purulente ou hydronéphrotique, deux voies ont été proposées, la voie abdominale et la voie lombaire.

La voie antérieure, *transpéritonéale*, a l'avantage de permettre en même temps d'explorer le rein du côté opposé par la palpation directe : mais elle a aussi l'inconvénient d'exposer à la contamination de la séreuse. La mortalité opératoire y reste très élevée à 50 pour 100, et le succès que Schwartz communiquait au Congrès de chirurgie de 1888 ne suffit pas à faire pencher la balance de ce côté. La néphrotomie transpéritonéale n'est et ne sera qu'une opération d'exception.

La voie *lombaire* au contraire est adoptée et suivie par presque tous les chirurgiens ; et le procédé suivant tiré de la pratique du professeur Guyon est universellement accepté et pratiqué. Il comprend quatre temps.

1er temps. Incision des parties molles. — Le malade est couché sur le côté sain, un coussin est placé sous le flanc, de manière à faire saillir la région opératoire et à obtenir le maximum d'écart entre les côtes et la crête iliaque. La main d'un aide déprime la paroi abdominale en fixant la tumeur et la repoussant vers la région lombaire.

Aux incisions droites de Simon et de Péan, aux incisions parallèles et obliques de Morris et Le Dentu, M. Guyon préfère une incision courbe, qui en haut commence au-dessous du bord inférieur de la 12e côte sur le bord externe de la masse sacro-lombaire. Elle reste droite sur une longueur de 5 à 6 centimètres : on la recourbe ensuite pour gagner en avant le voisinage de l'épine iliaque antérieure et supérieure. Après incision des couches musculo-aponévrotiques, on arrive sur la couche graisseuse périrénale qui est incisée jusqu'au rein.

Pour empêcher la diffusion du pus rénal dans les couches périrénales, M. Guyon a proposé, et la pratique s'est généralisée de fixer les lèvres de la capsule graisseuse incisée aux plans musculo-aponévrotiques : le pus qui s'échappera du rein ne s'écoulera que vers l'extérieur, sans cheminer dans les espaces intermusculaires. Cette précaution toutefois devient impraticable lorsque la capsule est altérée (sclérose, adiposclérose ou périnéphrite suppurée).

2ᵉ temps. Incision du rein. — Le rein apparaît au fond de la plaie : à sa surface apparaît une zone plus souple, la paroi est amincie, la fluctuation est évidente. Incisez largement à ce niveau, à l'aide du bistouri guidé ou non sur la sonde cannelée. D'autres fois, l'extérieur du rein a gardé sa forme et son aspect normaux, la poche est centrale : ponctionnez alors avec un trocart ou une sonde cannelée, et incisez directement, une fois que l'instrument est tombé dans la cavité. L'ouverture ainsi faite permet d'introduire le doigt : il est bon de poser à ce moment deux fils suspenseurs sur chaque lèvre, pour soutenir le rein, lorsqu'il a conservé sa mobilité (Guyon).

La découverte du rein est parfois difficile : la périnéphrite scléreuse, qui l'entoure, le fusionne avec ses enveloppes externes, on ne sait à quel moment on arrive à le toucher, et l'opération y perd de sa netteté. D'autres fois l'atmosphère péri-rénale a suppuré : le rein est accolé à l'une des parois d'une vaste cavité, il est difficile de le trouver.

3ᵉ temps. Unification des foyers rénaux. — La poche rénale n'est jamais constituée par une cavité unique : qu'il s'agisse de pyonéphrose ou de tuberculose, il y a toujours, à côté d'une grande cavité centrale formée par le bassinet dilaté, des cavités secondaires, constituées par les calices oblitérés ou des cavernes isolées. Une fois que la plus grande quantité de pus s'est échappée à l'extérieur, le doigt introduit dans l'ouverture explore le rein, et cherche à se rendre compte : le long de ce doigt comme guide, l'incision primitive sera agrandie au bistouri ou aux ciseaux sur toute l'étendue nécessaire. Les cloisons qui séparent à l'intérieur les loges les unes des autres sont reconnues et sectionnées; leur section au bistouri ou aux ciseaux serait dangereuse, si elles contenaient des artérioles. Il est donc préférable, lorsque l'on redoute une hémorragie, de placer sur ces cloisons charnues un fil de caoutchouc : celui-ci sera serré et laissé à demeure, et fera plus tard son œuvre de section élastique, lente et sans danger. Les cavernes tuberculeuses seront ouvertes et défoncées à l'aide du doigt : et l'opération ne sera jugée complète que lorsque seront ouvertes très largement toutes les cavités secondaires. Les extrémités du rein, les cornes supérieure et inférieure seront à ce point de vue particulièrement explorées : on a vu, en effet, dans des reins recourbés en fer à cheval (Guyon) les extrémités conserver intacts et non ouverts des abcès limités avec des calculs, alors que la néphrotomie avait évacué seulement le foyer central[1].

4e temps. Fixation du rein. Drainage. — Il reste maintenant à fixer le rein à la paroi et à drainer la cavité: la fixation des lèvres de l'incision rénale à l'incision des parties molles a pour but d'établir une communication directe de la cavité du rein avec l'extérieur et d'éviter l'inoculation secondaire de la loge périnéale (Bergmann, Guyon). Le drainage est ainsi plus simple et plus facile, l'infection de l'atmosphère graisseuse moins probable et les chances de fistule diminuées. Pour cette fixation, les deux fils suspenseurs sont utilisés : l'aiguille de Reverdin est passée à travers les feuillets profonds de la paroi lombaire et la capsule du rein : on y enfile un des chefs des fils suspenseurs et on serre modérément pour ne pas couper le rein. Si l'incision du rein a été longue, on place de la même manière de nouveaux fils, pour fixer à la plaie sur toute leur longueur les lèvres de l'ouverture rénale. La fixation du rein doit toujours se

---

1. Guyon, *De la Taille rénale.*, *Ann. des mal. des organes génito-urin.* 1888.

faire avec du catgut ; dans les plaies destinées à suppurer, la soie joue le rôle de corps étranger, elle contribue à entretenir la suppuration, et M. Guyon a depuis longtemps renoncé à se servir de la soie.

Il ne reste plus maintenant qu'à laver la cavité au sublimé, à frotter ses parois avec un tampon de gaze iodoformée pour bien la déterger : deux gros drains sont fixés dans le fond de la plaie rénale et le reste de la cavité est bourré de gaze. On ne fait de réunion que sur les angles de la plaie cutanée pour laisser largement ouverte l'ouverture rénale. S'il y avait périnéphrite suppurée, il faudrait également drainer à la gaze la loge périrénale.

Durant les premiers jours qui suivent l'opération la plaie suinte beaucoup ; le premier pansement est toujours à refaire le lendemain de l'opération. Il est en général inondé de pus et surtout d'urine : et c'est un des côtés curieux de la néphrotomie que de permettre à un rein, qui ne contient guère que du pus à son ouverture, de donner après la détente une assez grande quantité d'urine mêlée de pus. Plus tard les pansements seront espacés selon les besoins. Le tamponnement sera supprimé de bonne heure, dans les huit premiers jours : les drains resteront longtemps en place. Tant qu'il persiste une trace de cavité, il faut que le drainage en soit assuré ; c'est une affaire de plusieurs mois en général.

B. *Résultats opératoires.*

La néphrotomie est une opération peu grave : la mortalité très faible qu'elle provoque dépend beaucoup plus de l'affection qui l'a nécessitée et de l'état grave du malade que de l'opération elle-même. En général, la néphrotomie non seulement est bien supportée par des malades gravement atteints, mais il se produit souvent à sa suite une véritable résurrection. J'ai vu maintes fois des malades très gravement atteints, et qu'on pouvait croire incapables de supporter le moindre choc opératoire, revivre après l'opération et revenir vite à un état de santé relativement satisfaisant. La néphrotomie trouve ici sa grande supériorité sur la néphrectomie, qui serait presque fatalement mortelle en pareille circonstance.

La grosse objection à faire à la néphrotomie, c'est la fistule qu'elle laisse souvent à sa suite. Toutes les statistiques signalent la grande fréquence de ces fistules post-opératoires. Bergmann trouve une fistule sur deux cas et demi. Tuffier les évalue à 60 pour 100, et Bureau [1] arrive à une proportion sensiblement égale. Toutefois, il ne faut rien exa-

---

1. BUREAU, *Du traitement chirurgical des pyonéphroses*, Th. de Paris, 1888.

gérer : beaucoup de malades figurent dans les statistiques de fistuleux, qui ont guéri spontanément et définitivement après plusieurs mois, quelquefois plusieurs années d'attente. M. Guyon[1] a montré récemment que l'oblitération spontanée de la plaie rénale dans les néphrotomies pour pyonéphrose pouvait être dans certains cas facilement et rapidement obtenue; ni le volume de la tumeur, ni la suppuration prolongée, ni la fistulisation la mieux entretenue ne s'opposent à la fermeture spontanée. La perméabilité de l'uretère est une des conditions les plus favorables à cette évolution; si les opérés de Lauenstein, de Le Dentu, de Morris, de Barker, de Gherardo Ferreri ont guéri en moins de trois mois, c'est que leur uretère était perméable. Mais il en est d'autres où la guérison a été obtenue, bien que l'uretère ne fût plus perméable. Dans ces cas, ce qui reste du tissu rénal s'atrophie et disparait progressivement. Il ne faut donc pas se hâter de conclure à la persistance des fistules après la néphrotomie; il faut attendre, et souvent longtemps, avant de porter un jugement définitif, et l'objection de la fistule, qu'on oppose si souvent à la néphrotomie, n'a pas toute la valeur que l'on pourrait croire à première vue.

---

1. F. Guyon, *De l'oblitération spontanée de la plaie rénale dans les néphrotomies pour pyonéphroses*. Ann. des mal. des organes génito-urin., août et sept. 1892.

Néphrotomie sur un rein calculeux. Néphrolithotomie d'un rein abcédé. — Dans ses premiers temps, l'opération est menée comme pour la néphrotomie simple, le rein est incisé, et les calculs sont recherchés. Au milieu des cloisons qui sillonnent la cavité, ce temps de la recherche des calculs n'est pas toujours très simple. Il est arrivé à des opérateurs émérites, comme Lucas Championnière, Lefort, Nicholson, Ollier, Edler et Croft, Guyon, de laisser des calculs dans un rein pyonéphrosé. De même je vois mentionner, dans des observations appartenant à Herczel, Shepherd, Morris, Kümmel, Havard, Lauenstein, Chavasse, Jenner Verall, Godlee, que des calculs furent méconnus au cours de l'opération, qui furent plus tard ou expulsés par l'urèthre, ou trouvés à l'autopsie. Et ces opérations incomplètes constituent l'un des griefs principaux que formulent contre l'opération les partisans de la néphrectomie.

Il est une disposition anatomique de ces pyonéphroses calculeuses sur laquelle M. Guyon a, dans une clinique, appelé l'attention; cette disposition explique, en effet, la difficulté que l'on a parfois à trouver tous les calculs. « La forme générale du rein se trouve notablement modifiée. L'augmentation de volume dont il est devenu le siège a déterminé l'incurvation de ses deux extrémités, qui tendent à envelopper dans une demi-circonférence toute la région du bassinet. L'organe s'incurve et prend la forme en fer à cheval. » Il est facile de comprendre comment, grâce à l'incurvation vers le hile des deux extrémités, des calculs inclus dans les cornes du rein passeront facilement inaperçus, alors que l'incision n'a porté que sur la partie moyenne.

Il est bon d'être prévenu de ces difficultés dans la recherche des calculs, et il sera toujours nécessaire de poursuivre dans toutes leurs dépendances les diverticules de la cavité principale.

L'extraction de ces calculs est souvent elle-même très compliquée : ils sont enchâssés au-dessus de l'extrémité refermée d'un calice, on ne voit qu'un point de leur surface, et il faut débrider avec précaution pour les avoir. Ils sont d'autres fois enchatonnés entre deux colonnes, qu'il faut sectionner. Pour l'extraction, les pinces courbes de divers modèles, les curettes de Le Dentu rendront de grands services : le morcellement du calcul est quelquefois nécessaire. Mais en général il vaut beaucoup mieux, lorsque c'est possible, enlever le calcul dans son intégrité; en examinant ensuite sa surface, on s'assurera si elle ne présente pas la trace d'une fracture.

Une fois enlevé le ou les calculs, l'opération sera terminée, comme dans la néphrotomie ordinaire.

La gravité de la néphrolithotomie dans un rein abcédé n'est pas de beaucoup différente de ce qu'elle est pour la néphrotomie. Sur 42 cas, je trouvai, en 1891, 52 guérisons et 10 morts, par blessure du côlon (Lauenstein), par hémorragie (Steavenson), par septicémie (Shepherd, Chavasse, Le Dentu, Morris), par anurie (Morris), par schock (Chavasse), par tuberculose pulmonaire (Guyon).

Sur 52 survivants, la guérison a été complète entre quatre semaines et deux mois dans 14 cas : 18 malades ont gardé une fistule persistante.

2

NÉPHROTOMIE SUR UN REIN SAIN

1° *Débridement de la capsule du rein.* — Sous ce titre, on désigne une opération qui consiste en une simple incision verticale, étendue d'une extrémité à l'autre de la face postérieure ou du bord convexe du rein. Cette incision divise entièrement la capsule fibreuse et entame légèrement le parenchyme sous-jacent. C'est, en somme, une néphrotomie superficielle. Le Dentu l'a pratiquée deux fois en France; à l'étranger, quelques auteurs, Mac-Lane Tiffany et d'autres, y ont également eu recours. Elle devient souvent la conséquence d'une exploration rénale complète et négative. Et le manuel opératoire est le même que celui de l'exploration rénale. La capsule doit être incisée au bistouri ; la plaie rénale n'est pas réunie. Les sutures sont appliquées seulement sur les parties molles; la compression suffit à arrêter l'hémostase et la guérison est complète en quelques jours.

2° *Néphrolithotomie.* — La néphrotomie sur un rein sain et de dimensions normales, en dehors des simples incisions exploratrices, a pour but en général l'extraction des calculs : elle prend le nom de néphrolithotomie. A cette opération se rattache aussi la pyélolithotomie, c'est-à-dire l'incision du bassinet avec extraction des calculs qu'il contient.

La *pyélolithotomie* comprend les temps préliminaires de la découverte du rein : une fois trouvé le calcul dans le bassinet, celui-ci est incisé directement sur le corps étranger. L'extraction est souvent pénible et laborieuse.

La *néphrolithotomie* proprement dite comporte l'incision même du parenchyme : les détails que nous avons donnés sur l'incision exploratrice nous dispensent d'insister longuement sur les premiers temps. Le rein est mis à nu : l'organe est libéré de ses connexions, attiré autant que possible dans la plaie, afin de l'avoir bien sous les yeux.

Si on sent le calcul à la surface du rein, si on l'y reconnaît à une aspérité ou à une dépression de la surface, à une résistance particulière, l'incision du parenchyme sera faite au point exact où se trouve le corps étranger.

En dehors de ces cas rares, c'est à l'incision

franche du bord convexe qu'il faut donner la préférence (voir *Incision exploratrice*). L'incision est faite au bistouri : l'hémorragie est toujours sérieuse, mais elle ne dure pas, c'est une pluie d'orage (Tuffier) ; on l'arrête d'ailleurs en comprimant entre les doigts le pédicule rénal.

L'*extraction* du calcul se fait à l'aide de tenettes, de pinces : M. Le Dentu a fait construire pour ce temps de l'opération une série de curettes de différents modèles, dont le but est de déloger les calculs des calices, où ils sont quelquefois solidement enclavés. Leur usage ne peut que simplifier une extraction qui est parfois assez délicate.

Il y a quelques années à peine, on aurait pu discuter l'opportunité de la suture : aujourd'hui, que l'opération ait porté sur le bassinet, ou sur le rein, qu'il s'agisse d'une pyélolithotomie ou d'une néphrolithotomie, il faut toujours suturer. La suture du bassinet n'est pas très facile : elle est cependant réalisable, et M. Poirier après Herczel l'a tentée une fois avec succès.

La suture du rein est plus facile, plus simple : quatre ou cinq points de fort catgut sont passés en plein parenchyme ; les deux valves rénales sont rapprochées sans être trop serrées pour éviter l'atrophie (Tuffier). Les parties molles sont réunies aussi et sans drainage.

Ainsi comprise et exécutée, la néphrolithotomie est une opération sérieuse mais peu grave : les opérations que j'avais rassemblées en 1891 donnaient une mortalité tout au plus de 5 pour 100. La réunion a été complète dans la majorité des cas : la fistule, qui s'établissait parfois à la suite des premières opérations sans sutures, s'oblitère d'elle-même, et aujourd'hui que la réunion première est recherchée, les suites opératoires sont particulièrement bénignes. Les jours suivants l'urine est seulement un peu moins abondante et sanguinolente : les malades éprouvent quelquefois des douleurs de côté rappelant plus ou moins la colique néphrétique, elles sont dues à l'expulsion par l'uretère de petits caillots accumulés dans le bassinet et disparaissent rapidement ; dans des cas rares enfin, on a vu l'anurie survenir, c'est qu'il existait alors des lésions de l'autre rein.

La pyélolithotomie n'est guère plus grave : mais les fistules s'observent à la suite plus fréquentes et plus persistantes.

IV

NÉPHRECTOMIE

La *néphrectomie* est l'opération qui a pour but l'extirpation du rein. Déjà Wolcott (de Philadelphie) en 1861, Spiegelberg (de Breslau) en 1867, Peasle (de New-York) en 1868, avaient eu l'occasion d'enlever des tumeurs rénales par suite d'erreurs de diagnostic, lorsque pour la première fois de propos délibéré Simon, de Heidelberg, pratiqua cette opération le 2 août 1869. La physiologie et l'expérimentation autorisaient cette tentative : le succès qui en résulta ne fit qu'encourager les chirurgiens et l'exemple de Simon fut bientôt suivi par d'autres.

Ces premières opérations étaient faites par la voie lombaire : cependant le hasard des interventions abdominales naissantes avait aussi conduit quelques chirurgiens à atteindre le rein, sans s'en douter, et à l'enlever par la voie antérieure ou abdominale. Ce fut le premier pas de la néphrectomie *transpéritonéale* (Terrier), que Kocher en 1876 adopta délibérément pour l'extirpation d'un rein mobile dégénéré, et qui depuis a pris place définitivement dans la pratique.

A côté de ces deux méthodes principales, se trouve encore la néphrectomie *parapéritonéale*, dans laquelle on aborde le rein par la voie latérale et sans ouvrir le péritoine. Trélat la préconisait en 1885 : depuis, plusieurs chirurgiens français et étrangers en ont montré les avantages. Elle n'est cependant qu'une néphrectomie extra-péritonéale avec une incision plus externe que dans la néphrectomie lombaire.

I

TECHNIQUE DE LA NÉPHRECTOMIE

A. *Néphrectomie lombaire.*

La néphrectomie lombaire classique comprend quatre temps :

1° *Incision des parties molles.* — Le nombre est considérable des incisions proposées par les chirurgiens pour l'ablation du rein : chaque opérateur a presque sa manière d'inciser, et dans le chapitre très complet que M. Le Dentu[1] a écrit en 1886 sur ce sujet on trouvera toutes ces incisions étudiées et discutées.

Simon fait une incision verticale sur le bord externe de la masse sacro-lombaire, et passe pour arriver au rein au travers du carré lombaire. Czerny prolonge par une incision en bas et en dehors la direction de la 12ᵉ côte dans une étendue variable suivant le volume de la tumeur. Klinenberger préfère une incision courbe, dont la convexité regarde en haut et en dedans : elle commence vers la pointe de la 12ᵉ côte et gagne en s'incurvant la partie inférieure de la masse sacro-lombaire.

1. Le Dentu, *Revue de chirurgie*. 1886.

D'autres ont recours à des incisions combinées : tels sont Lucas, Morris, Polaillon, Verneuil, dont les tracés sont à peu de différences près identiques.

Clément Lucas incise verticalement sur le bord externe du carré lombaire : de la partie supérieure de cette incision, il en fait partir une autre perpendiculaire mais parallèle au bord inférieur de la 12ᵉ côte.

Morris commence par une incision transversale, sous la côte, et ne fait l'incision verticale que s'il y a lieu et après exploration du rein.

Dans le choix de l'incision il ne faut pas faire preuve d'un exclusivisme absolu. Telle incision droite, verticale et longue, sera suffisante dans un cas où le rein est peu augmenté de volume, qui ne suffira plus au cas contraire : les incisions combinées reprennent ici leurs droits. Mais en général, les incisions courbes se prêtent plus facilement que les autres à toutes les nécessités de la situation : elles sont adoptées par M. Le Dentu et par M. Guyon.

« Je fais, dit M. Le Dentu, une incision verticale en dehors de la masse sacro-lombaire, à partir de la 12ᵉ côte, n'intéressant guère que la peau et les couches sous-cutanées. De l'extrémité inférieure de cette incision, arrêtée à 3 ou 4 centimètres au-dessus de la côte, j'en fais partir une autre, qui s'avance parallèlement à celle-ci à la distance nécessaire pour que le dégagement de la tumeur rénale soit facilement exécutable. »

M. Guyon se sert de l'incision oblique, qu'il emploie dans la néphrotomie, se réservant d'augmenter suivant les besoins ses dimensions en avant. Cette incision nous a toujours semblé la plus favorable pour l'abord du rein par la voie lombaire.

Plusieurs fois, au cours de la néphrectomie, on a pratiqué la *résection sous-périostée* de la dernière ou des deux dernières côtes : Czerny a même déclaré que l'on pouvait toujours sans danger réséquer un tiers de la dernière côte. Il est arrivé cependant à des opérateurs distingués comme Thiriar, Le Dentu entre autres, d'ouvrir la plèvre. Les recherches de Holl, celles plus récentes de Récamier[1] ont montré que le cul-de-sac pleural descendait toujours à la partie interne plus ou moins au-dessous de la 12ᵉ côte ; dans les cas où celle-ci est courte, le cul-de-sac pleural descend jusque dans les parties molles. Aussi la résection de la côte exposerait-elle fatalement dans ces cas à l'ouverture de la plèvre : cette pratique est donc absolument condamnée par Morris, par Le Dentu, par Guyon.

Dans les cas où le volume de la tumeur exige une large ouverture, la prolongation de l'incision cutanée en haut jusqu'au-dessus de la dernière côte donnera souvent beaucoup de jour : si l'incision est oblique, le danger de blesser la plèvre est de ce fait atténué, et un écarteur placé sur la lèvre supé-

---

1. Récamier, *Loc. cit.*

rieure de l'incision (Morris) permet en élevant la côte d'agrandir le champ opératoire.

La manière d'aborder le rein, la succession des couches à sectionner ne diffère pas pour la néphrectomie, de ce qu'elle est pour les autres opérations rénales : c'est à partir seulement du moment où le rein est mis à nu, qu'il faut procéder autrement.

2° *Enucléation du rein.* — L'énucléation du rein se fait à l'aide des doigts introduits délicatement entre la couche graisseuse périrénale et la capsule fibreuse propre du rein. Ces tissus souples ou peu adhérents se laissent en général facilement dissocier : en approchant du hile, il faut redoubler de précaution et s'arrêter dès que les vaisseaux sont mis à nu.

3° *Ligature du pédicule et détachement du rein.* — On doit toujours chercher à attirer le rein dans la plaie, pour mettre bien sous les yeux le pédicule et ses vaisseaux. Le pédicule est lié en masse ou en deux moitiés : la ligature en deux moitiés est préférable, mais elle exige souvent des tractions sur le pédicule, et si celui-ci est court et friable, la ligature en masse est moins difficile, moins périlleuse. Pour passer le fil de soie, on se sert d'une aiguille mousse ; si on lie en deux faisceaux, on passe l'aiguille enfilée au milieu du pédicule, et après entre-croisement, on noue séparément les deux fils. Si on ne fait qu'une ligature, l'aiguille chargée est passée au-dessus ou au-dessous, suivant l'attitude et la facilité. Il faut toujours chercher à séparer l'uretère du reste du pédicule : il sera alors sectionné et lié à part, après qu'on aura cautérisé au thermocautère sa surface de section s'il est infecté. Le rein est ensuite détaché aux ciseaux ou au bistouri ; la section du pédicule doit se faire assez loin de la ligature, pour qu'elle ne puisse échapper. Lorsque le rein est très volumineux, l'accès du hile est assez difficile : il vaut mieux alors commencer par placer une ou deux pinces sur le pédicule, et n'en faire la ligature qu'une fois le rein enlevé.

4° Réunion et drainage. — La large cavité qui résulte de l'ablation du rein s'efface et s'aplatit : une mèche de gaze iodoformée, un drain mis à demeure assurent l'écoulement des liquides dans les cas où il y aurait infection. Au cas contraire, si la plaie est aseptique, si la cavité est effacée, on se contentera d'un petit drain engagé dans l'angle inférieur. L'opération est terminée par les sutures des plaies profondes et superficielles.

5° Accidents de l'opération. — La *blessure de la plèvre* n'est pas aussi grave qu'on pourrait le croire : dès qu'elle sera reconnue, un double étage de sutures au catgut suffira à obturer de suite la perforation.

La *blessure du péritoine* n'est pas plus sérieuse : et la même conduite est à tenir à son égard. Si la perforation est large, s'il y avait perte de substance, et si les bords de la brèche ne pouvaient être rapprochés par la suture, il n'y aurait qu'à bourrer la plaie avec de la gaze iodoformée.

La *blessure du côlon*, si elle est petite, est facilement obturée : si au contraire elle est large, étendue, deux étages de points de suture au catgut assureront l'occlusion complète de la plaie et éviteront l'issue des matières.

L'hémorragie est une complication plus fréquente. Elle se produit parfois dès l'ouverture de la loge rénale, lorsque l'intervention s'adresse à un traumatisme (contusion, rupture, par exemple) : il y a dans ces conditions comme une sorte d'anévrysme diffus, et une cavité pleine de caillots s'ouvre sous les yeux. Il faut de suite courir au pédicule, y appliquer une ou plusieurs pinces et s'occuper ensuite de débarrasser la poche de ses caillots.

L'hémorragie se produit encore au cours de la décortication du rein, par suite de la vascularité énorme du parenchyme, ou par suite de la déchirure de quelque artère du hile. Le pédicule lui-même enfin saigne parfois après l'ablation du rein. Dans ces conditions, il faut en général ne pas perdre de temps : si le saignement se fait en nappe, s'il est impossible de rien voir, tamponnez la cavité avec des éponges : il est rare que le sang ne s'arrête au bout de quelques instants. Si c'est une artère qui saigne, le jet se reconnait de suite : vite placez une pince sur la section, et laissez-la à demeure, s'il paraît difficile de la remplacer par un fil.

Il est arrivé à plusieurs opérateurs distingués de *blesser* la *veine cave* au cours d'une néphrectomie : Billroth, Braün, Schede ont éprouvé des accidents de ce genre. L'hémorragie qui s'ensuit serait rapidement mortelle, si l'on n'y remédiait aussitôt par le tamponnement de la plaie. Toutefois Schede[1] a récemment tenté de suturer la veine cave, et il a réussi. Au cours de l'ablation d'un rein cancéreux, le pédicule vasculaire se présentait tellement court que la ligature élastique fut jetée au ras de la veine cave inférieure. Dès qu'il voulut l'enlever, le sang coula à flots : il y avait une large section de la veine cave. Il mit sur le gros tronc veineux deux pinces en V pour obtenir une hémostase provisoire et fit la suture. L'occlusion fut parfaite : lorsque, au bout d'un mois, le malade mourut, on trouva que la plaie était totalement cicatrisée sans coagulation à son niveau.

Néphrectomie partielle. — Dans quelques cas de lésions partielles et limitées à une partie du rein,

1. Schede, *Ark. für klin. Chir.*, XLIII, 1892.

on a tenté de limiter la néphrectomie aux seules parties atteintes, en excisant tout ce qui était malade, en respectant de l'organe tout ce qui paraissait bon. Czerny, Kümmel, Bardenheuer[1], Tuffier[2] ont déjà pratiqué des opérations de ce genre, qui sont de vraies résections. Après isolement du rein, la tumeur est disséquée dans l'épaisseur du parenchyme rénal; l'hémorragie est arrêtée par une compression temporaire, et la plaie rénale suturée, au catgut comme après la néphrolithotomie.

Néphrectomie sous-capsulaire. — La néphrectomie telle qu'elle a été décrite précédemment est une néphrectomie sus-capsulaire; le rein, parenchyme et capsule y compris, est isolé des tissus voisins et enlevé. Lorsque par suite d'adhérences inflammatoires anciennes et étendues, cet isolement devient impraticable, Ollier[3] a conseillé de décoller le rein de sa capsule, et de faire ce qu'il a appelé la *néphrectomie sous-capsulaire*. Le rein est mis à nu : sa capsule est incisée dans toute sa hauteur. Les lèvres de l'incision capsulaire sont saisies par des pinces, et le doigt pénétrant dans l'ouverture chemine entre le parenchyme et la surface interne de la capsule. Après avoir libéré ainsi les

---

1. Bardenheuer, *Ark. für klin. Chir.*, 1891, p. 42.
2. Tuffier, *Archives générales de médecine*, 1891, p. 5. t. XXVIII.
3. *Congrès français de chirurgie*, 1886, p. 148.

deux faces et les deux extrémités du rein, on arrive avec précaution sur le pédicule, qui est lié en masse ou en deux moitiés.

La décortication sous-capsulaire du rein ne se pratique pas souvent sans de grandes difficultés : des adhérences très étendues et très serrées rendent l'opération pénible, laborieuse et exposent à provoquer en avant la déchirure du péritoine et du côlon. Pour parer à ces dangers, M. Le Dentu a pratiqué ce qu'il appelle l'*heminéphrectomie postérieure*. « Elle consiste à enlever totalement par une sorte d'abrasion toute la moitié postérieure du rein, comme si on le fendait de son bord externe vers le hile, et à évider ensuite aussi complètement que possible la moitié antérieure. » La ligature du pédicule n'est pas toujours possible : des pinces seront laissées à demeure.

Dans tous les cas, la désinfection du moignon et de la cavité sera soigneusement exécutée; et la réunion sans drainage ne convient qu'aux seuls cas de néphrectomie partielle sans infection préalable.

Néphrectomie secondaire. — La néphrectomie est *secondaire* lorsqu'elle succède à une autre opération, une néphrotomie en général, déjà faite sur le même rein et restée sans résultats. La présence d'une fistule, l'existence d'adhérences sérieuses et étendues avec l'atmosphère périrénale et les organes voisins, constituent de graves complications au point de vue opératoire. Le rein se trouve en quelque sorte fusionné avec la sclérose, qui l'enveloppe : on éprouve souvent les plus grandes difficultés à le rencontrer; aussi pour tourner la difficulté, Tuffier a-t-il conseillé d'agir de la façon suivante : il pratique une incision lombaire parallèle à l'incision primitive, mais en dehors d'elle : de cette façon, on peut arriver couche par couche jusqu'au rein, sans se perdre dans les tissus fibreux qui englobent le trajet fistuleux. Une fois sur le rein, on n'a qu'à terminer par une décortication sous-capsulaire, le plus souvent avec morcellement. Le morcellement rend ici de grands services dans ces opérations graves de néphrectomies secondaires : et il est souvent impossible d'enlever le rein autrement que par fragments : il faut toujours prendre garde de blesser le côlon ou d'ouvrir le péritoine. Ces deux accidents, fréquents dans ces circonstances, restent sans conséquences graves si l'on y remédie de suite par la suture.

B. *Néphrectomie parapéritonéale.*

Préconisée en 1885 par Trélat, et par quelques chirurgiens étrangers, la *néphrectomie parapéritonéale* a trouvé relativement peu d'adeptes. On ne voit pas bien les avantages qu'elle présente, ni les cas dans lesquels elle est susceptible de rendre plus de services que les deux autres. Seule l'incision des parties molles la distingue de la néphrectomie lombaire : une fois incisés, la peau et les muscles de la paroi, le péritoine est décollé jusqu'au niveau du rein, et l'opération se poursuit comme une néphrectomie lombaire.

Pour l'incision des parties molles, plusieurs tracés ont été proposés.

Bardenheuer incise dans la ligne axillaire : Trélat a reporté l'incision encore plus en avant et se place sur le bord externe du droit.

Kœnig adopte un tracé beaucoup plus compliqué : il fait une première incision verticale au côté externe de la masse sacro-lombaire, de la douzième côte à quelques centimètres au-dessus de la crête iliaque, et il sectionne ensuite la paroi abdominale, muscles compris, depuis l'extrémité inférieure de l'incision verticale jusqu'au voisinage du bord externe du muscle droit dans la direction de l'ombilic. Le péritoine est alors décollé d'arrière en avant, et aussi loin qu'il est nécessaire. S'il y a lieu, le péritoine est incisé et l'opération devient alors *rétro-intra-péritonéale*.

Poncet[1] qui préfère la néphrectomie parapéritonéale à la néphrectomie lombaire fait une incision qui part des dernières fausses côtes à environ vingt millimètres en dehors du bord externe du grand

---

1. Poncet, *Lyon médical*, 1892, 28 février.

droit. Cette incision a l'avantage d'être tracée dans la « zone décollable » du péritoine, elle est à ce point de vue supérieure à l'incision de Trélat : les trois muscles de la paroi abdominale sont sectionnés jusqu'au péritoine qui à ce niveau se laisse facilement récliner.

C. *Néphrectomie transpéritonéale.*

Dans la *néphrectomie transpéritonéale* ou *abdominale*, le rein est abordé par sa face antérieure au travers du péritoine. L'opération se présente ainsi dans ses premiers temps très différente des précédentes.

1° *Incision de la paroi abdominale.* — La paroi abdominale est incisée sur la ligne médiane, au-dessus et au-dessous de l'ombilic, et le péritoine ouvert comme dans toute laparotomie ordinaire. Langenbuch a préconisé l'incision latérale sur le bord externe du muscle droit ; cette incision permet d'éviter plus tard les vaisseaux qui suivent le feuillet interne du mésocôlon ; elle rend aussi la décortication plus facile dans les parties externes.

2° *Décortication et énucléation de la tumeur.* — Une fois le péritoine ouvert, les intestins, qui tendent à s'échapper dans la plaie, sont refoulés et

maintenus par des éponges ou des compresses asep
tiques. Le feuillet péritonéal qui recouvre la tumeur est incisé en dehors du côlon dans une hauteur suffisante, variable d'ailleurs avec le volume
du rein ; les vaisseaux qui rampent à sa surface
sont liés au fur et à mesure. A l'aide des doigts
d'abord, et de la main ensuite, la face antérieure
de la tumeur est dégagée, puis le bord externe,
les extrémités, et enfin la face postérieure jusqu'au
hile. Cette décortication ne se fait pas toujours sans
difficultés ; elle nécessite le pincement de nombreux
vaisseaux, elle est pénible, lente et laborieuse quand
il y a peu ou beaucoup de périnéphrite. Avec de la
patience et de la prudence on en vient à bout.

3° *Traitement du pédicule*. — Une fois opérée la
décortication, il reste à placer un fil ou deux sur le
pédicule et à le serrer. La ligature du pédicule se
fait comme pour la néphrectomie lombaire: la
ligature en masse est réservée aux cas pour lesquels on ne peut pas faire autrement, mais en
général il est préférable de lier les vaisseaux et
l'uretère séparément.

La conduite à tenir par rapport à l'uretère et à la
plaie du péritoine postérieur varie suivant qu'il
s'agit d'une lésion septique ou non.

Si la lésion est septique, il y aurait danger à
laisser au plus profond de la cavité péritonéale
un uretère infecté et susceptible d'inoculer la

séreuse. Il y aurait danger de même à ne pas drainer; aussi Morris a-t-il proposé de fixer l'uretère sectionné à une boutonnière lombaire, par laquelle on établit en même temps un drainage. Thornton, au contraire, et cela semble préférable, conseille de fixer l'uretère à la lèvre inférieure de la plaie abdominale antérieure. Le mode de drainage, inauguré par M. Terrier en 1887, est encore bien supérieur : c'est à partir de ce moment que la néphrectomie a pris et mérité le nom de *transpéritonéale*. Terrier[1] suture les lèvres de l'incision péritonéale postérieure aux bords de l'incision antérieure; la cavité résultant de l'ablation du rein se trouve ainsi en communication directe avec l'extérieur; elle est isolée de la cavité péritonéale, et peut être drainée à la Mickulics, sans qu'il y ait danger d'infection de la séreuse. Cette méthode de drainage pour la plaie rétropéritonéale a été généralement adoptée par tous les chirurgiens et on lui reconnaît beaucoup d'avantages; elle est infiniment supérieure à la boutonnière lombaire, adoptée et recommandée cependant par Barwell, par Ruhston, Parker, Weelhouse, Palmer, mais en France à peu près abandonnée.

Le drainage par les tubes ou la gaze sera maintenu tant qu'il persiste un reste de cavité ; la gaze

1. TERRIER, *Sur un nouveau procédé de néphrectomie. Bull. de la Soc. de chir.*, juillet 1887, p. 175.

est enlevée dès le deuxième ou troisième jour, les tubes restent quelque temps encore, mais, en général, la cavité ne met pas un long temps à se fermer complètement.

Si la lésion est aseptique, l'uretère peut être abandonné sans danger après la ligature, et la plaie péritonéale postérieure fermée sans inconvénients. Dans ces conditions, le drainage n'est plus nécessaire; la fermeture de la plaie péritonéale profonde n'est même plus indispensable. C'est au moins ce qui résulte d'une discussion récente à la Société de chirurgie de Paris [1], au cours de laquelle MM. Monod, Tuffier, Lucas-Championnière, Reclus, Bouilly ont cité des observations de néphrectomies transpéritonéales suivies de guérison sans drainage, avec ou sans fermeture du péritoine profond. L'opération, dans ces cas, est terminée par la suture de la plaie antérieure comme dans la laparotomie ordinaire.

II

DES SUITES OPÉRATOIRES

A la suite de l'opération, on note en général un état de dépression assez marqué, mais qui ne dure

1. *Semaine médicale*, 1893, p. **251.**

pas ; on a encore observé des troubles nerveux réflexes, tels que la paralysie temporaire du plexus brachial du côté lésé (Ollier), la fréquence exagérée du pouls (Le Dentu). Parmi les conséquences immédiates de la néphrectomie, il en est deux qui ont une importance et un intérêt tout particuliers : ce sont les troubles de la sécrétion urinaire et l'hypertrophie compensatrice.

1° *Modifications de la sécrétion urinaire.* — Les deux premiers jours après l'opération, il se produit une diminution très notable dans la quantité des urines (100 à 200 grammes en 24 heures) ; puis la reprise se fait, mais la quantité à peu près normale (1000 à 1200 grammes) n'est atteinte que du sixième au dixième jour. Le taux de l'urée et des matières extractives qu'elles contiennent varie avec la quantité de ces urines. Sous ce rapport d'ailleurs, tout dépend de l'état antérieur de l'autre rein et de la faculté plus ou moins grande qu'il a de suppléer le rein enlevé. Si la suppléance ne se fait pas, les urines se suppriment et la mort survient rapidement par anurie.

2° *Hypertrophie compensatrice.* — Après Rayer, après Simon. Tuffier[1] a étudié expérimentalement

1. Tuffier, *Études expérimentales sur la chirurgie du rein.* Paris, Steinheil, 1888.

le processus de la régénération rénale et est arrivé aux conclusions suivantes : « L'hypertrophie compensatrice n'a lieu que dans les cas où le rein, en partie ou en totalité, est normal. S'il est atteint de néphrite parenchymateuse, ce processus manque. et c'est peut-être la cause de la mort après la néphrectomie, quand le rein du côté opposé est altéré. La quantité de parenchyme rénal nécessaire à la vie est égale environ au quart du poids du rein que nous possédons. Un moignon du rein sain égal à ce poids suffit à refaire une quantité de parenchyme égale au poids total du rein. Cette hypertrophie est due en partie à l'augmentation de volume des anciens éléments du rein, comme Perl l'avait vu le premier, et en partie à une régénération par bourgeonnement vasculaire. comme Lorenz l'a aussi constaté, venant des vaisseaux anciens et formant de nouveaux glomérules. »

5° Des fistules après la néphrectomie. — Il est rare qu'il persiste une fistule après la néphrectomie : la proportion de cette complication est tout au plus de 2 1/2 pour 100 (Tuffier). En général, dans les quelques mois qui suivent une néphrectomie pour affection suppurative du rein, il persiste une fistule pendant un certain temps, mais celle-ci n'est que temporaire et se ferme d'elle-même en quelques mois. Ces fistules tiennent à deux causes :

à l'état de la loge périrénale et à l'infection de l'uretère.

Lorsqu'il y a périnéphrite, la poche est dure, scléreuse; elle ne peut facilement se combler, les parois ne s'affaissent plus et la suppuration persiste un certain temps. D'autres fois c'est l'uretère qui, déjà infecté, continue à suppurer en même temps qu'il reste dilaté; la persistance de ces lésions de l'uretère a conduit à l'uretérectomie.

III

RÉSULTATS OPÉRATOIRES.

La néphrectomie est une opération grave; les lésions fréquentes de l'autre rein sont les facteurs principaux de cette gravité. Les premières statistiques, celles de Gross, de Brodeur entre autres, étaient chargées de tous les insuccès des premiers débuts; et la mortalité dans les statistiques plus récentes, basées sur des observations plus précises, se compte par des chiffres beaucoup plus faibles. Sur 571 néphrectomies primitives faites pour altérations diverses, Tuffier[1] trouve une mortalité de 36,8 pour 100 (28,4 pour la néphrectomie lombaire. 44,1 pour la néphrectomie abdominale). La

1. TUFFIER. *Traité de chirurgie*, t. VII.

néphrectomie secondaire ne donne que 9,2 pour 100 de morts.

La néphrectomie est donc toujours beaucoup plus grave que la néphrotomie, et cette gravité doit être toujours présente à l'esprit quand se discutent les indications relatives de l'une et de l'autre opération. L'avenir, sans doute, donnera de plus sûrs moyens de connaître l'état du rein opposé; c'est dans cette notion que réside le succès de la néphrectomie.

Quand un néphrectomisé a guéri, la survie peut être longue, et le malade peut vivre avec un seul rein, d'une santé parfaite et sans aucun incident. Une malade de Brun est un bel exemple de cette tolérance remarquable de l'organisme pour la suppression d'un rein, quand l'état du congénère le permet : à la suite de la néphrectomie, elle a pu fournir sans complication les frais d'une grossesse et d'un accouchement normal.

CHAPITRE II

L'uretère, conduit excréteur du rein, s'étend du hile rénal où il commence jusqu'à la vessie. Dans son trajet il traverse la région lombaire, croise le détroit supérieur au niveau de l'articulation sacro-iliaque, et chemine ensuite sous le péritoine pelvien jusqu'à la vessie. La *palpation* ne donne de renseignements utilisables que si l'uretère est sensible ou augmenté de volume. Son origine correspond à peu près à une ligne parallèle à l'axe du corps passant à la jonction du tiers interne de l'arcade crurale avec les deux tiers externes. Au niveau du détroit supérieur, on le trouve à l'intersection de deux lignes, l'une bi-iliaque transversale passant par les deux épines iliaques antérieure et supérieure, l'autre verticale passant par l'épine pubienne.

La portion terminale, on l'explore à l'aide du toucher rectal chez l'homme, à l'aide du toucher vaginal chez la femme. Par le vagin on sent l'uretère, lorsqu'il est induré et épaissi, s'échapper de la vessie en un cordon sensible sur la paroi vaginale supérieure. Par le rectum, le doigt comprime l'uretère contre la paroi osseuse; il sent et apprécie les particularités qu'il présente dans cette portion. Toutefois l'uretère normal ne se laisse pas sentir : il n'est appréciable que s'il est malade, altéré, ou s'il contient un corps étranger.

Pour établir l'état d'un rein, pour connaître l'état de son fonctionnement, on a eu recours à certains procédés dont les uns s'adressent au congénère pour empêcher l'urine qu'il sécrète d'arriver jusque dans la vessie, dont les autres s'adressent au rein lésé pour recueillir directement son urine et en permettre l'analyse. Les procédés de compression de l'uretère, auxquels Tuchmann et Silbermann, Weir et Müller, Polk et Ebermann ont eu recours sont aujourd'hui justement abandonnés. Seul le cathétérisme de l'uretère parmi ces moyens est resté, et bien qu'il ne s'agisse pas là d'un procédé d'exploration facile et à la portée de tous, je dois en indiquer les temps principaux.

Cathétérisme des uretères. — Pawlick est de tous les auteurs celui qui a le plus fait pour la technique du cathétérisme des uretères : il s'est en quelque sorte spécialisé dans cette opération, qui est devenue entre ses mains relativement facile. Les points de repère sur lesquels il se base sont les suivants : en arrière du méat, on trouve sur la paroi antérieure du vagin un bourrelet médian à plis transversaux qu'on nomme la colonne antérieure du vagin : son extrémité profonde correspond à l'orifice profond de l'uretère. Puis vient un relief triangulaire, limité par trois replis saillants, dont un postérieur qui est transversal; c'est là qu'est le trigone de Lieutaud. Les orifices des uretères correspondent aux angles postéro-latéraux de ce triangle. Ces dispositions sont perceptibles à l'œil et au doigt : elles ne sont pas également caractérisées chez toutes les femmes (Le Dentu). L'instrument dont on se sert est une petite sonde dont l'extrémité se termine par un bouton, qui surmonte une portion légèrement étranglée : pendant l'introduction, la sonde est munie à l'intérieur d'un mandrin, qui sert à la fixer et à la diriger. La femme est placée dans la position de la taille, la vessie distendue par 150 à 200 grammes environ de liquide. Une fois introduite dans la vessie, la sonde est dirigée de telle sorte que le bec vienne se placer dans la direction de l'uretère qu'on veut cathétériser. Du doigt introduit dans le vagin, on suit la marche de l'instrument à la saillie qu'il forme et on l'arrête au point correspondant approximativement au mamelon urétéral. Après quelques tâtonnements, l'instrument s'engage; on sent qu'il n'y a plus de résistance, l'orifice urétéral est franchi.

Tous ceux qui ont du cathétérisme de l'uretère ainsi pratiqué une certaine expérience s'accordent à reconnaître les difficultés qu'il présente et la large part de chance et de hasard qui préside à sa réussite. De plus cette manœuvre ne peut être exécutée ainsi que chez la femme. Au contraire, le cathétérisme devient très facile si l'on vient à éclairer l'intérieur de la vessie à l'aide du cystoscope. M. Poirier[1] après beaucoup d'expériences sur le cadavre a pratiqué plusieurs fois sur le vivant, sur l'homme et sur la femme, le cathétérisme de l'uretère avec l'endoscope de Nitze ou avec le cystoscope de Boisseau du Rocher. Avec un tant soit peu d'habitude, lorsque la vessie est éclairée, l'opérateur trouve vite l'embouchure de l'uretère, et la petite sonde, introduite par un canal particulier inclus dans le cystoscope, pénètre facilement dans le conduit.

Je n'ai pour ma part aucune expérience personnelle du cathétérisme de l'uretère, que je n'ai pas eu l'occasion de pratiquer; mais il est certain que, l'occasion se présentant, c'est à la cystoscopie que j'aurais recours pour conduire sûrement à l'embouchure des uretères le cathéter spécial.

Du cathétérisme rétrograde de l'uretère. — Ce mode d'exploration de l'uretère est un complément

1. Académie des sciences, 1889.

parfois nécessaire d'une exploration rénale. Quel est le degré de perméabilité de l'uretère? est-il dans son calibre une obstruction accidentelle ou définitive? Ce sont là des questions qui se posent souvent au cours d'une intervention rénale : et pour les résoudre, on a proposé de pratiquer le cathétérisme de l'uretère de haut en bas, du rein vers la vessie, en un mot le cathétérisme rétrograde. Celui-ci devient ainsi un adjuvant utile de la palpation médiate ou immédiate de l'uretère.

Sur un organe relativement sain, il n'est pas difficile de pratiquer ce cathétérisme. Une petite bougie filiforme suffit à l'emploi : on l'introduit à travers une ouverture faite au bassinet à son entrée dans le rein, et la manœuvre est facile. Ce serait compliquer beaucoup l'opération que de chercher à cathétériser l'uretère à travers l'incision faite au rein : par une incision du bord convexe, ce serait un pur hasard si l'on parvenait à l'orifice de l'uretère. Si le bassinet est ramifié, la sonde ou la bougie se perd dans le sinus et ne passe pas dans l'uretère.

Avec un rein malade, altéré et distendu, en état de pyonéphrose, le cathétérisme rétrograde aurait une utilité beaucoup plus sérieuse. C'est là surtout qu'il s'agit de préciser le degré de perméabilité de l'uretère; et au cours d'une néphrotomie le cathétérisme rétrograde serait certes une bonne manière de se renseigner sur le fonctionnement de l'uretère.

Cette exploration a été faite plusieurs fois dans ces conditions, et je l'ai moi-même une fois pratiquée au cours d'une néphrotomie faite par M. Guyon. Il eût été utile de pouvoir préciser des points de repère pour faciliter cette manœuvre. Mais les recherches que j'ai faites dans ce sens ont été absolument vaines : sur les reins pyonéphrosés, coupés et exposés à la vue, il est déjà bien difficile de trouver l'orifice de l'uretère. Tantôt il est rétracté, rétréci, presque oblitéré : d'autres fois il est bien ouvert, mais il est caché dans un pli, masqué par une colonne; on le trouve, suivant la forme, tantôt au haut, tantôt au bas d'une cavité centrale. A plus forte raison, est-il impossible de compter à coup sûr rencontrer au cours d'une néphrotomie cet orifice uretéral. Qu'une sonde soit introduite par la cavité centrale ouverte, dans la direction probable de l'uretère, elle arrivera peut-être, après quelques hésitations, jusqu'au collet de l'uretère : mais ce ne sera jamais qu'une question de chance, qu'un pur hasard, et de ce qu'on ne rencontre pas l'entrée de l'uretère, on ne devra jamais en conclure qu'il est oblitéré et imperméable.

I

URETÉROTOMIE

On arrive à l'uretère par la voie intra-péritonéale ou par la voie extra-péritonéale.

La voie *abdominale* de l'uretère, la laparotomie, est préférée par Thornton, par Lawson-Tait. Elle permet en effet d'explorer les deux reins et les deux uretères. Cullingworth y a eu recours une fois; il fit à travers le péritoine l'ouverture et la suture de l'uretère après extraction d'un calcul; mais son malade mourut de péritonite. Twynam[1] est parvenu à découvrir par l'incision abdominale un calcul dans la partie supérieure de l'uretère droit, alors qu'il supposait l'obstacle à gauche : il se garda d'ouvrir l'uretère à travers le péritoine, referma le ventre et alla à la recherche de l'obstacle par la voie extra-péritonéale. C'est la même conduite que suivit Allingham[2] dans un cas où les symptômes de localisation après un traumatisme n'étaient pas très accentués : la laparotomie démontra l'existence dans le flanc d'une tumeur due à la rupture de l'uretère; il referma le ventre et opéra par la voie lombaire. Les avantages de la laparotomie pour

1. TWYNAM, *Royal Med. and Surg. Soc.*, 1889.
2. *Brit. Med. J.*, 28 March 1891.

l'exploration de l'uretère sont donc très réels, il n'y a pas à les contester; mais il faut penser aussi que rares et exceptionnels seront les cas où les signes de localisation ne sont pas suffisamment précis pour qu'il soit besoin d'explorer les deux uretères à la fois et dans toute leur étendue. La laparotomie ne doit être en tous cas jamais qu'exploratrice; pratiquer par l'incision abdominale l'uretérotomie, ce serait s'exposer aux dangers de la péritonite, comme il arriva pour le malade de Cullingworth; la voie *extra-péritonéale* reste la méthode de choix pour l'exploration et les opérations uretérales.

L'uretère peut être artificiellement divisé en trois portions : la portion supérieure qui suit la région lombaire, la portion moyenne qui correspond à la région de l'articulation sacro-iliaque, et la portion terminale ou pelvienne.

Des voies différentes permettent d'aborder chacune de ces portions isolément.

La portion supérieure est abordée par l'incision lombaire, la même qui conduit sur le rein. En traçant cette incision très oblique, on arrive à explorer une étendue d'autant plus grande de l'uretère. En la prolongeant jusque vers la région inguinale par un tracé *lombo-iléo-inguinal* (Tuffier), comme Reynier l'a récemment fait, on aborde et on enlève même la plus grande partie du conduit. Telle est aussi l'incision qu'a préconisée Israël : une fois la peau et les muscles incisés, le péritoine est décollé, et on arrive facilement à l'uretère.

Pour aborder la portion moyenne seule, Twynam[1] a proposé et employé une fois l'incision de la ligature de l'iliaque primitive; l'opération se fait dans ses premiers temps de la même façon que la ligature elle-même, le péritoine est décollé et soulevé, l'uretère découvert et reconnu et l'opération reste extra-péritonéale.

L'accès de la portion terminale de l'uretère est assurément moins simple et plus complexe. L'incision inguinale permet bien d'atteindre par décollement du péritoine la plus grande étendue de la portion pelvienne. Mais, pour agir sur la portion juxta-vésicale de l'uretère, pour extraire un calcul arrêté à ce niveau, d'autres voies ont été proposées.

Morris en 1884, sur une femme à qui il avait dilaté l'urèthre, incisa la paroi vésicale sur la saillie sensible du calcul, arrêté à l'embouchure de l'uretère; l'opération fut incomplète, une partie seulement du calcul fut extraite et la mort suivit de près l'opération.

Ceci en 1847 suivit la voie rectale : il incisa sur l'uretère la paroi du rectum et parvint à extraire un calcul engagé à l'extrémité inférieure du conduit; le malade guérit.

Plus simplement encore, la taille périnéale et la

---

1. TWYNAM, *loc. cit.*, 1889.

taille hypogastrique sont susceptibles de répondre aux mêmes indications. La taille hypogastrique est conseillée par M. Le Dentu et par Tuffier : elle présente assurément des avantages supérieurs aux autres procédés et en particulier à la taille périnéale.

Enfin tout récemment, dans une communication à la Société anatomique, Delbet (1892) a montré les avantages de la voie sacrée pour aborder la partie terminale de l'uretère. Il suffit d'une incision en L dont la longue branche, presque verticale, est placée sur le bord sacro-coccygien, et dont la petite branche tombe verticale sur l'extrémité supérieure de la première en restant parallèle aux fibres du grand fessier. Après section de ce muscle, des ligaments sacro-sciatiques, du pyramidal, on arrive dans le bassin. Il faut alors raser la face latérale du rectum, pour éviter les branches vasculaires accolées à la paroi de l'excavation. L'uretère trouvé, on le suit en bas jusqu'à la vessie, en haut jusqu'à 7 ou 8 centimètres au-dessus de sa terminaison.

Je ne sache pas que cette voie ait été encore suivie pour la recherche des calculs enclavés dans la portion terminale de l'uretère; je pense toutefois, comme Delbet, que cette opération se présente dans des conditions plus favorables que les autres, et c'est à ce procédé que je donnerais volontiers la préférence si j'avais à enlever un calcul de la portion terminale de l'uretère; c'est aussi celui que conseille Cabot[1] dans son intéressant travail sur la chirurgie de l'uretère.

Quelle que soit la voie suivie, quel que soit, pour aborder l'uretère, le procédé adopté, le conduit sera attiré jusqu'au bord de la plaie (Ralfe et Godlee) et incisé dans le sens de sa longueur et directement sur le calcul. L'opération ne présente pas de sérieuses difficultés : sur le calibre plus gros de l'uretère de l'homme, elle est beaucoup moins délicate que sur l'animal. La présence d'un calcul amène toujours une dilatation du canal qui facilite la suture. Celle-ci se fait suivant les règles posées par Tuffier pour les sections longitudinales de l'uretère : le procédé est le même que celui de Lembert pour l'intestin. La soie fine convient mieux que le catgut. Avant de poser les fils, il est bon de compléter l'opération, comme Lange le fit une fois, par le cathétérisme rétrograde de l'uretère pour s'assurer que la perméabilité du conduit est bien rétablie, et qu'il n'y a plus d'inconvénients à fermer l'incision par une suture hermétique.

Pour guérir certaines hydronéphroses ou pyonéphroses, Fenger[2], s'adressant à la cause, fend longitudinalement la valvule ou le rétrécissement :

1. A. CABOT, *Observations sur l'anatomie et la chirurgie de l'uretère. Americ. j. of the med. sc.*, p. 45, janvier 1892.

2. FENGER, *Congrès de l'association médicale américaine. Merc. méd.*, 1893, n° 29.

il fait ensuite la suture de façon à convertir son incision longitudinale en une incision transversale.

II

RÉSECTION DE L'URETÈRE

L'idée de réséquer une partie de l'uretère et de rétablir par la suture la continuité du conduit est assurément osée. Elle vient d'être récemment réalisée sur le vivant par Küster[1] qui a communiqué son observation au 21ᵉ Congrès de la Société allemande de chirurgie.

Un garçon de treize ans, déjà néphrotomisé en 1890 pour une hydronéphrose gauche conserva à la suite une fistule : le malade, qui n'avait que ce seul rein gauche, désirant être débarrassé de sa fistule, et l'uretère étant reconnu imperméable, Küster pratiqua une incision oblique dans le flanc gauche pour rechercher le conduit. On le découvrit, remontant dans la paroi postérieure du bassinet dilaté. A quelques centimètres au-dessous de son embouchure dans celui-ci, on trouva au cathétérisme une résistance invincible. Küster se décida alors à réséquer la portion oblitérée et à aboucher au bassinet le segment vésical. L'uretère fut fendu depuis

1. *Revue de chirurgie*, 1893, p. 70.

le bassinet jusqu'à son point rétréci et réséqué sur
une longueur de 5 centimètres. Le bout inférieur
étant suffisamment mobilisé, on le sutura à la
paroi postérieure du bassinet après l'avoir fendu
sur une longueur de 1 centimètre, de façon à le
transformer en un entonnoir plus propre à recevoir
l'urine ; suture de l'uretère élargi à la plaie du bassinet. Tamponnement et suture des téguments.
Quelques heures après l'opération, de l'urine san-
glante sortit par l'urèthre ; ces émissions continuè-
rent et se firent régulièrement, bien que la plus
grande partie de l'urine continuât à s'écouler par
la fistule lombaire. Au bout de plusieurs mois, on
réussit à fermer cette dernière, et le malade est
actuellement bien guéri.

III

URETÉRECTOMIE

Il n'est pas rare que l'on ait, au cours d'une
néphrectomie lombaire, l'occasion d'exciser une
portion plus ou moins longue d'un uretère infecté
et épaissi ; l'incision lombaire est prolongée en bas
et le conduit uretéral est réséqué plus ou moins
loin. Mais la totalité de l'uretère n'a été enlevée
qu'une fois, que je sache ; M. Reynier est le premier
à avoir pratiqué l'uretérectomie totale, sur un ma-

lade qui avait conservé une fistule à la suite de la néphrectomie pour pyonéphrose. M. Reynier a communiqué cette année son observation à la Société de chirurgie ; voici l'exposé du manuel opératoire auquel il s'est arrêté : Après avoir réséqué une première fois par la voie lombaire une certaine étendue de la longueur de l'uretère, M. Reynier dut en venir à une autre opération pour atteindre la partie terminale du conduit, et, après avoir encore une fois cherché vainement à l'aborder par la voie pararectale, il se décida à l'atteindre par la région inguinale. « Une fois la vessie dilatée et mis à demeure le ballon de Petersen, je fis une incision au-dessus de l'arcade crurale, et, le péritoine décollé, je me servis du canal déférent comme guide pour arriver jusqu'aux vaisseaux iliaques, au-dessus desquels devait normalement se rencontrer l'uretère ; après quelques recherches, je pus enfin le découvrir non pas en ce point, mais un peu au-dessus et accolé au péritoine. Après l'avoir isolé et avoir pris la précaution de gratter avec une curette la muqueuse dans son trajet intra-vésical, je posai sur ce canal un fil à ligature au ras de la vessie et je terminai comme d'ordinaire l'opération, qui fut suivie d'une guérison complète, et actuellement encore persistante. » M. Reynier fait en outre remarquer, dans les commentaires qui suivent son observation, que le canal déférent sert de guide, et que, grâce à lui, on arrive facilement à trouver l'uretère dans sa portion pelvienne, soit à l'endroit où celui-ci le croise, soit un peu au-dessus du point où le canal déférent croise les vaisseaux. La dilatation du rectum par le ballon de Petersen, en repoussant en avant le bas-fond de la vessie, facilite beaucoup l'isolement de l'uretère.

Cette incision inguinale nous paraît, en effet, préférable à l'incision iliaque de Twynam, car elle permet plus que celle-ci de se rapprocher de la vessie et de faire porter sa ligature plus immédiatement sur la portion intra-vésicale de l'uretère.

Si l'on se proposait de faire la néphrectomie et l'uretérectomie totale en une seule séance, c'est donc par la voie lombaire qu'il faudrait opérer: l'incision serait prolongée le long de la crête iliaque et du canal inguinal, et suivant les indications de M. Reynier, l'uretère serait découvert dans toute son étendue, lié à son extrémité vésicale et réséqué en même temps que le rein.

IV

DES GREFFES URETÉRALES

L'uretère est abouché à la peau ou à l'intestin : de là deux opérations différentes.

1° Greffe de l'uretère à la paroi abdominale. —

La première opération de ce genre a été faite par M. Le Dentu en 1889. Déjà, cependant, Laurenzi [1] (de Rome) avait, au cours d'une laparotomie où il y avait eu plutôt blessure de l'uretère, fixé le bout rénal de ce conduit à la paroi abdominale. Depuis lors Pozzi dans un cas semblable eut également recours à l'abouchement anormal à la peau de la région lombaire, préférant créer une fistule urétérale que de pratiquer une néphrectomie : celle-ci, il ne la fit que quelques mois plus tard pour guérir la fistule.

Voici le manuel opératoire que j'ai vu exécuter par M. Le Dentu : incision oblique dans le flanc gauche, et mise à nu de l'uretère dans la fosse iliaque jusqu'au point où le croisent les vaisseaux utéro-ovariens. Dilaté par l'urine (il s'agissait d'une hydronéphrose double avec anurie), le conduit apparut au fond de la plaie sous forme d'un cordon cylindrique d'un gris opalin, d'environ 7 à 8 millimètres de diamètre. Après l'avoir isolé, M. Le Dentu plaça en travers deux pinces hémostatiques le plus bas possible; l'uretère fut sectionné entre les deux pinces. Le bout supérieur fut alors fixé par quatre points de suture au crin de Florence à la partie la plus élevée de la plaie abdominale. Suture perdue des muscles et partielle de la peau. Un tube de caoutchouc non fenêtré, engagé dans l'uretère,

1. TREKAKI, *Du méat urétéral artificiel*. Th. de Paris, 1892.

conduisit l'urine à travers le pansement dans un urinal placé à côté de la malade.

Dès le premier jour de l'opération, la sécrétion urinaire, jusqu'alors supprimée, se rétablit: au bout de deux jours, elle était à 1500 grammes. La malade cependant succomba au treizième jour, de cachexie cancéreuse.

La complication la plus à craindre à la suite de ces opérations est la pyélonéphrite; celle-ci est presque inévitable chez l'animal, les expériences de Dastre, celles plus récentes de Trekaki l'ont montré, parce que les précautions antiseptiques sont rendues impossibles. Mais chez l'homme, il n'en est plus tout à fait de même; avec des précautions antiseptiques minutieuses, en maintenant dans un état de propreté rigoureuse toute la région qui avoisine le méat artificiel, on arrive à éviter l'infection. L'observation de Pozzi témoigne précisément de la tolérance extrême que présente le rein maintenu dans de bonnes conditions en communication avec l'extérieur : Pozzi, pour guérir sa malade, lui enleva le rein au bout de quelques mois, et ce rein examiné ne présentait cependant aucune apparence de lésion sérieuse, aucune trace de pyélonéphrite, bien que tout ce temps l'uretère soit resté en communication avec l'extérieur et exposé à l'infection.

2° *Greffe de l'uretère à l'intestin.* — Pour dériver

le cours des urines sans créer une fistule cutanée,
toujours désagréable, on a songé à aboucher l'uretère à l'intestin. Lors de fistule uretérale, au lieu
de recourir d'emblée à la néphrectomie, plusieurs
opérateurs ont pensé de même qu'il y avait avantage à suturer le bout uretéral à l'intestin. Cette
greffe intestinale de l'uretère a été tentée bien des
fois sur l'animal; les résultats n'en ont pas été très
encourageants.

Bardenheuer, un des premiers, tenta d'aboucher
un des uretères dans le rectum; ses animaux suc-
combèrent rapidement à la dilatation uretérale et
à la pyonéphrose. Novaro, Tuffier ne furent guère
plus heureux.

Malgré l'insuccès de ces premières tentatives expérimentales, Chaput[1] se décida, en 1892, à pratiquer l'abouchement de l'uretère dans le côlon
iliaque d'une malade qui avait conservé, à la suite
d'une hystérectomie incomplète, une fistule uretéro-
vaginale. Chaput fit, du côté gauche correspondant
à la fistule, une longue incision sur le prolongement de l'épine iliaque antérieure, en la recourbant
en bas parallèlement à l'arcade crurale. Après
quelques hésitations, on trouva l'uretère notablement dilaté, et on s'assura par une ponction suivie
de l'issue d'un liquide clair, qu'on avait bien sous

1. *Soc. de chirurgie*, 5 mai 1893, et *Sem. méd.* 1893,
p. 227.

les yeux le conduit uretéral. L'uretère ayant été
sectionné entre deux pinces, Chaput aboucha le
bout supérieur dans le côlon iliaque, en faisant
successivement une première rangée de points de
suture séro-séreux, puis après l'incision de l'intestin, un deuxième plan de sutures muco-muqueuses
pour les lèvres postérieures des deux orifices, et
enfin un plan muco-muqueux suivi d'un plan séro-
séreux pour les lèvres antérieures. Il termina l'opération en faisant un drainage avec de la gaze au
salol. Les suites opératoires furent très simples et
la malade guérit parfaitement ; à l'époque où Chaput communiquait son observation à la Société de
chirurgie, elle était encore bien portante, il ne
s'était développé aucune infection ascendante ; elle
a quatre ou cinq fois par jour des selles liquides
résultant du mélange de l'urine avec les matières
fécales. Chaput[1] a eu deux autres fois l'occasion de
pratiquer la même opération chez l'homme, et ces
deux fois encore avec succès.

Ces succès semblent très encourageants : cependant toutes les expériences s'accordent pour
reconnaitre à l'abouchement de l'uretère dans l'intestin une réelle gravité, immédiate ou éloignée :
les récentes communications de Harvey Reed[2], de

1. *Bull. de la Société anatomique.* 1892, p. 801.
2. Harvey Reed. *Med. Record,* juillet 1892.

Morestin[1], de Tuffier[2] ont à nouveau montré comment la pyélonéphrite par infection ascendante ou l'hydronéphrose par rétrécissement amenaient souvent la mort, quand la péritonite aiguë ne survenait pas dès les premiers jours, causée par l'infiltration d'urine et l'insuffisance des sutures.

Pour des fistules uretérales siégeant bas, assez près de la vessie, il paraît certainement plus simple de pratiquer l'abouchement du bout supérieur de l'uretère abaissé à une fente de la vessie. Cette opération, dont les ablations de tumeurs vésicales implantées au niveau des orifices uretéraux ont montré la réalisation praticable, se présente à première vue dans des conditions beaucoup plus simples pour le présent et l'avenir du malade, que ne l'est la greffe intestinale.

1. Morestin, *Bull. de la Société anatomique*, 1892, p. 799.
2. Tuffier, *Bull. de la Société anatomique*, 1892, p. 808.

DEUXIÈME PARTIE

DES INDICATIONS
ET CONTRE-INDICATIONS OPÉRATOIRES
DANS LES AFFECTIONS CHIRURGICALES DU REIN
ET DE L'URETÈRE

CHAPITRE PREMIER

AFFECTIONS DU REIN

I

DES TRAUMATISMES DU REIN

On divise en deux classes les traumatismes du rein : il y a les plaies et les contusions. Les plaies sont produites par des instruments divers, piquants, tranchants, contondants, par des armes à feu. Les contusions sont produites par des chocs directs ou indirects ; mais la lésion est toujours sous-cutanée, les téguments restent intacts, l'évolution se fait différente, et il y a lieu de maintenir, même au point de vue du traitement, la distinction établie.

Depuis que la néphrectomie est entrée dans la pratique courante, on a cherché à l'appliquer immédiatement à un organe contus, rupturé ou sectionné. Des travaux récents ont consacré tant en France qu'à l'étranger l'évolution de cette phase nouvelle; parmi les travaux étrangers, les deux plus importants sont ceux de Maas[1] et de Clément Lucas[2]. Chez nous M. Le Dentu a écrit dans son bel ouvrage sur la chirurgie du rein un chapitre magistral sur les traumatismes, et plus récemment Tuffier[3] étudiait dans un mémoire très riche en documents la même question à l'aide de la clinique et de l'expérimentation. Depuis lors, je ne connais que l'intéressant travail de MM. Gérard Marchand et Aldibert sur les déchirures du rein en particulier[4].

A. *Des plaies du rein.*

La profondeur à laquelle le rein se trouve caché dans la région lombaire explique la rareté relative des plaies intéressant cet organe : ses rapports avec le foie et l'intestin expliquent par ailleurs comment et avec quelle fréquence les viscères abdominaux sont lésés en même temps que le rein.

1. Maas, *Klinische und experimentale Untersuchungen über die subcutanen Quetschungen und Zerreissungen der Nieren. Deutsche Zeitsch. f. Chir.*, 1878.
2. Lucas, *On the traumatic lesion of the kidney. The Lancet*, 19 avril 1884.
3. Tuffier, *Traumatismes du rein. Arch. gén. de méd.*, 1889.
4. Gérard Marchand et Aldibert, *Du diagnostic et de l'intervention chirurgicale dans les contusions du rein*. Lecrosnier et Babé, in-8, 55 p., 1889.

Pour aborder le rein, l'instrument vulnérant pénètre en avant ou pénètre en arrière : dans le premier cas, la plaie du rein se complique d'une plaie pénétrante de l'abdomen, le péritoine est ouvert, le pronostic en est aggravé. Dans le second cas, la plaie est lombaire, elle reste extra-péritonéale; c'est déjà un élément de gravité en moins.

Evolution et gravité des plaies du rein. — Abandonnées à elles-mêmes, que deviennent les plaies du rein? Elles guérissent le plus souvent avec une incroyable simplicité : la clinique autant que l'expérimentation a montré jusqu'à l'évidence cette tendance manifeste du tissu rénal vers la réparation. Et cependant les statistiques sont encore bien sombres : elles relèvent une forte proportion de mortalité. Dans les plaies par instruments tranchants la mortalité est environ de 25 pour 100 : elle s'élève à 42 pour 100 dans les plaies par armes à feu.

Mais les statistiques, nous le savons, sont toujours complexes : à côté des cas simples y figurent des cas compliqués, des traumatismes étendus avec lésions du péritoine ou des viscères avoisinants; ces accidents modifient beaucoup l'évolution des plaies du rein et contribuent pour une large part à donner à ces dernières une gravité qu'elles ne comportent pas par elles-mêmes.

Il est, en effet, deux catégories très tranchées à

maintenir, les plaies simples et les plaies compliquées. Pour les plaies compliquées, l'intervention
sera presque toujours néces-aire autant pour réparer
les lésions du rein, que pour remédier aux lésions
viscérales concomitantes. Les plaies simples seront
plus souvent au contraire abandonnées à elles-
mêmes, l'intervention sera rare et exceptionnelle, à
moins qu'un accident grave ne vienne forcer la
main, immédiat ou éloigné.

Quels sont donc ces accidents? Parmi les accidents immédiats, la douleur primitive, le schock,
la réaction générale, quelquefois très prononcées,
ne le sont jamais assez pour légitimer par eux-
mêmes une intervention. On les retrouve là comme
ils se manifestent dans tous les grands traumatismes abdominaux, mais sans caractères spéciaux.

L'écoulement d'urine à l'extérieur est tout à fait
exceptionnel : il ne s'observe presque jamais dans
les plaies du rein, on ne le voit que dans les blessures qui intéressent les calices ou le bassinet. Sur
58 plaies par armes à feu, Tuffier ne trouve que
8 fois mentionné l'écoulement de l'urine à l'extérieur, et sur 37 blessures par instruments tran
chants, il n'en trouve qu'un exemple. Et dans tous
ces faits le rein était réellement intéressé, car
parmi eux se trouvent les observations de Dupuytren
et de Baudens, entre autres, dans lesquelles le doigt
mis dans la plaie constata en toute certitude l'exis-

tence d'une lésion du rein. Tuffier[1], d'ailleurs,
n'a-t-il pas montré dans ses expériences comment
grâce à la facile réunion des plaies du rein et à
l'absence de sécrétion urinaire à leur niveau il n'en
peut être autrement? L'issue de l'urine par la plaie,
quand elle se produit, indique une lésion du bassinet ou des calices; mais dans les plaies du rein,
cet écoulement ne se produit pas, et l'infiltration
d'urine n'est pas à craindre.

L'*hémorragie*, l'écoulement de sang à l'extérieur,
a beaucoup plus de valeur au point de vue du diagnostic et d'importance au point de vue du traitement. Des blessures profondes, même sans atteindre
le rein, sont, il est vrai, susceptibles de donner lieu à
des hémorragies persistantes et graves. Morgagni
et Garengeot ont vu des malades mourir d'hémorragie par coup de couteau dans la région lombaire : le rein n'était pas lésé, mais la veine rénale
avait été touchée. Mais en général la persistance
d'une hémorragie indique la profondeur de la
blessure, et si la blessure est profonde le rein a
chance d'être atteint. La plaie du rein saigne beaucoup, surtout lorsqu'elle a intéressé les gros vaisseaux du sinus. Dans les plaies par armes à feu,
l'hémorragie primitive, au contraire, est plus
rare : les vaisseaux ont été contusionnés en même

---

1. Tuffier, *Études expérimentales sur la chirurgie du rein*.
Steinheil, 1889.

temps que sectionnés, et il faut surtout redouter l'hémorragie secondaire et tardive. Rayer et Socin ont vu la mort par hémorragie secondaire survenir au 48e jour.

Enfin l'hémorragie, dans certains cas, s'effectue sous le péritoine décollé et autour du rein, ou dans le péritoine à travers une perforation : on songera toujours à la possibilité d'une de ces hémorragies internes qui emportent rapidement les blessés et qui sont d'autant plus à redouter qu'aucun écoulement de sang à l'extérieur n'attire l'attention de ce côté.

L'*hématurie* ne manque guère lorsque le rein est blessé ; seules les plaies superficielles ne s'accompagnent pas d'hémorragie par le bassinet (Tuffier). Si la plaie est profonde, si les calices sont ouverts, l'hématurie paraît. Toutefois elle devient rarement un danger par son abondance ou sa ténacité ; Tuffier ne cite qu'un cas de mort par hématurie. C'est donc là un fait exceptionnel, et en général l'hématurie s'arrête d'elle-même assez rapidement. Mais si le saignement persistait, si son abondance faisait craindre pour la vie, il ne faudrait pas trop attendre et chercher de suite à l'arrêter.

Indications et contre-indications opératoires. — Je laisse de côté les indications fournies par une plaie pénétrante de l'abdomen : celle-ci comporte des indications spéciales, qui n'ont pas à être développées ici : elle nécessite l'intervention immédiate par la voie abdominale, dès que la direction de l'instrument vulnérant, les signes de pénétration indiquent en même temps que la lésion du rein la blessure d'un des viscères abdominaux.

Je m'occupe plus spécialement ici des indications fournies par la plaie rénale elle-même, en dehors de toute lésion concomitante des viscères abdominaux.

Il est des plaies du rein qui passent forcément inaperçues; dans les cas les plus simples, il n'est souvent pour caractériser la lésion du rein aucun signe évident, aucun signe pathognomonique et de certitude. Tout au plus se laissera-t-elle supposer d'après la direction et le siège de la plaie cutanée, d'après l'examen de l'instrument vulnérant ou la violence de sa pénétration. Mais ce ne sont jamais là que de simples probabilités : et la plaie reste parfois méconnue. Il n'y a pas d'ailleurs à le regretter : ces plaies légères évoluent avec la simplicité d'une blessure des parties molles, elles se réparent vite et complètement. Et il faut avant tout respecter ces tendances vers l'évolution spontanée : on s'abstiendra de toute exploration de la plaie au stylet : et s'il n'y a pas de complication, on se bornera à attendre et à surveiller.

Il n'en va plus de même si l'on se trouve en présence d'un de ces accidents qui par leur gravité arrivent rapidement à compromettre l'existence.

Voici une hématurie ou une hémorragie abondante ou persistante, la compresion est inefficace, l'épanchement de sang s'effectue autour du rein en même temps qu'une partie passe à l'extérieur, il existe des signes d'hémorragie interne, le malade s'affaiblit: il faut recourir de suite à une intervention. Mais quelle sera cette intervention?

Les opérations tentées dans ces circonstances ne sont pas encore nombreuses : deux opérateurs, Keen et Price, ont eu recours d'emblée à la néphrectomie pour des plaies du rein par arme à feu. La malade de Keen est morte au sixième jour, mais il y avait en même temps des lésions du foie et de l'estomac : le malade de Price a guéri. Dans des plaies par instruments tranchants, Marsaud, Brandt, Demons ont eu l'occasion de pratiquer trois fois la néphrectomie lombaire : les trois opérés ont guéri.

Ce ne sont là, je l'accorde, que des faits isolés, et il n'y a pas à baser sur eux une conclusion ferme; ils suffisent à prouver toutefois la bénignité relative de l'extirpation du rein dans ces circonstances, et l'utilité d'une intervention active et immédiate en présence d'accidents qui compromettraient rapidement l'existence. Aussi la conduite à suivre me semble devoir être posée de la façon suivante : débrider et agrandir la plaie lombaire et découvrir d'abord le rein.

Une fois le rein mis à nu, on se guidera sur

l'étendue et la variété des lésions. En principe, il faut conserver toutes les fois que c'est possible, et conserver tout ce qui est possible. On enlèvera donc les corps étrangers, s'il y en a : le parenchyme sectionné sera suturé, s'il est possible; un vaisseau important qui saigne sera lié, au besoin à l'aide d'un fil passant dans la substance même du rein. Si les lésions sont limitées à une extrémité, si par ailleurs elles sont irréparables par la suture, on est autorisé à réséquer cette extrémité; cette opération partielle, Czerny[1] l'a faite récemment et a guéri son malade. Mais si les désordres sont irréparables, si le rein est fragmenté en plusieurs masses, ou si la blessure est contuse, à foyers multiples, il n'y a qu'à jeter un fil sur le pédicule et à enlever par la néphrectomie ce qui reste du rein.

Parmi les accidents qui exigent encore une intervention immédiate il y a à mentionner la *luxation* partielle ou totale du rein entre les lèvres de la plaie lombaire. Il existe tout au plus sept cas de cette complication (Tuffier) : il s'agit le plus souvent de larges plaies de la région lombaire produites par un violent traumatisme. Le rein plus ou moins blessé et contus fait hernie entre les lèvres de la plaie cutanée. Faut-il enlever de suite le rein? faut-il le réduire après avoir réparé les lésions?

M. Le Dentu pose, comme il suit, les indications

---

1. Cité par HERCZEL, *Loc. cit.*

thérapeutiques dans la luxation récente : 1° Plaie très récente, rein intact : réduction, suture ou tamponnement selon les cas après lavage antiseptique de l'organe et de la loge cellulo-fibreuse.

2° Plaie récente ou non récente, rein largement divisé : néphrectomie immédiate.

3° Plaie datant d'un certain nombre d'heures, rein blessé ou même intact, extirpation immédiate. Pour cette troisième condition, c'est le temps écoulé depuis la blessure qui doit guider autant que l'état du rein lui-même; la formule précise est donc difficile à donner. La réduction devra être tentée, si l'on considère que la vitalité du rein n'est pas encore sérieusement compromise et que cette réduction n'expose pas le malade à une suppuration septique infiniment plus grave que l'extirpation dans des conditions simples, puisque l'opération se réduit à la ligature du pédicule d'un rein déjà décortiqué (Le Dentu). La coloration du rein, sa température sont le critérium de son intégrité : tant qu'il a conservé sa couleur, tant que sa température est normale, la réduction est autorisée, à condition toutefois que les lésions soient encore réparables par la suture et la résection partielle.

En dehors de ces indications immédiates, où l'intervention est nécessitée par un accident urgent, on est d'autres fois appelé à agir sur un rein blessé, mais à une date ultérieure et pour des accidents éloignés : au bout d'un certain temps, en effet, l'infection s'établit dans le foyer du traumatisme ancien, et le phlegmon périnéphrétique ou la pyélonéphrite se développent lentement, insidieusement. Il faut agir et traiter la collection suppurée par l'incision presque toujours, rarement par la néphrectomie[1]; mais ce n'est plus désormais d'une plaie du rein, c'est d'une périnéphrite ou d'une pyélonéphrite qu'il s'agit : le traitement ne présente en ces cas rien de particulier et je renvoie aux chapitres qui traitent des suppurations du rein.

J'en dirai autant des fistules rénales; elles sont exceptionnelles à la suite des plaies du rein. Lorsqu'elles existent, il s'agit presque toujours de fistules urétérales et nous verrons plus loin le traitement qui convient à ces dernières.

B. *Contusions et déchirures sous-cutanées du rein.*

Tous les degrés s'observent dans la contusion du rein depuis les simples ecchymoses sous-corticales et les petits épanchements miliaires, jusqu'aux foyers sanguins de la substance corticale et médullaire, et à la rupture de la capsule. On a même observé la séparation du rein en deux moitiés, et Rayer, Dumesnil, Morris ont rapporté des faits de

---

1. Villeneuve. *Plaie du rein par coup de couteau. Néphrectomie. Bull. de la Soc. de chir.*, 1891.

ce genre. Le bassinet, l'uretère à sa partie supérieure sont quelquefois rompus. Souvent la contusion porte en même temps que sur le rein, sur les viscères abdominaux, sur le péritoine, sur le foie, sur la rate, sur l'intestin, et ces lésions complexes contribuent pour une large part à exagérer la gravité des contusions du rein.

Evolution des contusions du rein. — Abandonnées à elles-mêmes, celles-ci en effet, dans les cas simples au moins, guérissent facilement : sur 113 déchirures du rein, non compliquées de lésions d'autres organes, Tuffier trouve 60 guérisons, 49 morts, 4 inconnues, soit 43 p. 100 de mortalité. Au contraire, sur 55 cas de ruptures du rein compliquées de déchirures d'autres organes ou de fractures, il y a 7 guérisons et 48 morts, soit 87 pour 100. Aussi, dans le premier cas l'opération, l'incision exploratrice et l'intervention directe, sera-t-elle rarement indiquée ; dans le second, elle le sera beaucoup plus souvent et c'est autant à la contusion concomitante des viscères abdominaux qu'à la lésion rénale elle-même qu'il faudra s'adresser.

A la suite d'une contusion du rein, ce sont des accidents immédiats, ou des accidents éloignés, qui conduisent à l'intervention : les accidents immédiats, c'est l'hématurie ou la tumeur lombaire : les accidents éloignés, c'est la pyélonéphrite, ou le phlegmon périnéphrétique.

L'hématurie est le symptôme le plus sûr de la contusion rénale; mais elle manque souvent, même dans les cas graves. L'uretère est rompu ou oblitéré par un caillot, et l'hématurie ne paraît pas. Erichsen, Bloch, Havage l'ont vu manquer complètement, malgré une rupture étendue du rein; le charretier de Maunoury, dont le rein était écrasé par la contusion, n'avait cependant que des urines légèrement teintées. Mais d'autres fois l'hématurie est si abondante et si persistante que la mort en devient rapidement la conséquence. MM. Gérard Marchant et Aldibert, sur 90 cas, enregistrent 12 morts par hémorragie primitive et 5 morts par hémorragie secondaire. Il y a donc un réel danger à laisser l'hématurie livrée à elle-même sans intervenir; je sais bien qu'il est des cas où la mort est si rapide par hémorragie, que l'intervention n'a pas le temps de se produire. Reclus et Forgue[1] établissent que sur les douze morts signalées plus haut, deux fois seulement on aurait eu le temps d'intervenir. Il n'en reste que mieux démontré combien est grave par elle-même une hématurie abondante, et combien il est nécessaire de se hâter dans une intervention rapide et précoce pour sauver les malades d'une mort fatale.

La *tuméfaction lombaire*, *l'hémorragie interne*,

---

1. Reclus et Forgue, *Traité de thérapeutique chirurgicale*, 1892, t. II, p. 792.

est tout aussi sérieuse et grave. Chez les enfants, l'épanchement sanguin est le plus souvent rétro- et intra-péritonéal à la fois ; ils succombent alors rapidement, sans hématurie ou avec une hématurie légère ; l'enfant observé par Earles vécut, il est vrai, soixante heures, mais il n'eût fourni l'occasion qu'à une intervention précaire, puisqu'il fut « saigné » d'un coup par une hémorragie qui lui emplit de sang la cavité péritonéale (Reclus). Cette gravité trop immédiate des hémorragies primitives rend bien difficile l'opération hâtive, surtout chez les enfants ; mais chez l'adulte il n'en est pas toujours de même : la mort par hémorragie interne est moins rapide, on a le temps de voir et d'agir, mais il y a danger à perdre du temps. Dès que l'on reconnaît au milieu des signes de la réaction abdominale, malgré la douleur lombaire, malgré la contraction réflexe de la paroi, un épanchement sous-péritonéal, il n'y a pas à attendre en laissant l'hémorragie s'aggraver, et il faut intervenir tout de suite.

Enfin, à une date éloignée, alors que tous les accidents locaux de la contusion rénale se sont atténués, alors que toutes les lésions semblent réparées, des accidents d'un autre ordre, des accidents d'infection s'établissent lentement et peu à peu sur l'ancien foyer de contusion. La *suppuration* se développe autour du rein ; la tuméfaction, au lieu de diminuer, persiste et s'accroît ; la douleur locale se maintient et la fièvre paraît.

D'autres fois le rein lui-même est infecté et suppuré ; la *pyélonéphrite* aiguë par infection ascendante est susceptible de se développer à toutes les périodes chez ces malades, que la présence de caillots dans leur vessie oblige à des cathétérismes répétés et expose constamment à la contamination du milieu vésical et de l'arbre urinaire. Parfois enfin l'infection vésicale, la cystite préexistent au traumatisme, et celui-ci ne joue que le rôle d'appel pour l'infection. Tuffier[1] opérait dernièrement par la néphrectomie sous-capsulaire une malade chez laquelle s'était développée, à la suite d'une contusion du rein, une néphrite infectieuse, due au colibacille ; la malade, qui était enceinte, avait eu dans les premiers temps de sa grossesse une cystite, et à l'occasion du traumatisme, l'infection avait remonté du rein à la vessie.

De l'intervention dans les contusions du rein. — En présence d'une contusion du rein, quelle est donc la conduite à tenir ? Nous savons la tendance marquée des ruptures du rein vers la réparation spontanée : les malades doivent avant tout bénéficier de cette bénignité relative, et les cas sont

1. Tuffier, *Annales des mal. des org. génito-urinaires*, 1892, p. 473.

rares pour lesquels l'intervention immédiate sera indiquée. Seuls, les accidents immédiats ou les complications viscérales par leur gravité conduiront à opérer de bonne heure.

a. Accidents immédiats. — Dans les cas *simples*, sans accidents sérieux, sans réaction abdominale sévère, dans les cas où une douleur locale avec une légère hématurie indique seule la lésion rénale, l'expectation est de rigueur; le traitement médical et les antiseptiques à l'intérieur, le repos absolu au lit, les applications locales de glace, la compression avec le bandage, les injections sous-cutanées d'ergotine, la diète lactée, tels sont les seuls moyens thérapeutiques et prophylactiques à instituer en pareil cas. S'il existe de la rétention d'urine, le cathétérisme sera effectué avec toutes les précautions d'asepsie qu'il comporte plus que jamais en ces circonstances, où l'infection ne demande qu'à s'établir. Les caillots seront évacués de la vessie, s'ils viennent à s'y accumuler, à l'aide de la sonde aspiratrice qui sert dans la lithotritie. En plaçant au bout de la sonde l'embouchure d'une seringue et en faisant appel avec le piston, on arrive parfaitement à évacuer d'une vessie remplie la totalité des caillots qu'elle contient. Toutes ces manœuvres exécutées aseptiquement éviteront les complications mécaniques dues à la présence des caillots et mettront le malade à l'abri d'une infection ascendante.

Pour les cas *complexes*, la ligne de conduite est plus difficile à tracer. Deux cas se présentent : le rein seul est atteint, ou bien il y a en même temps contusion abdominale avec lésion probable du rein.

1° *Il y a contusion du rein seul, sans contusion de l'abdomen*. En principe, c'est encore simple : s'il existe une hémorragie abondante, s'il existe dans le flanc des signes d'une tuméfaction progressivement croissante, il faut découvrir le rein, aller droit au pédicule comme le conseille Le Dentu, et le saisir avec une forte pince à ovariotomie, puis, une fois le foyer débarrassé des débris du rein et des caillots, jeter une ou plusieurs ligatures autour de l'uretère et des vaisseaux ; si on n'y peut réussir, laisser la pince en place jusqu'à sa chute spontanée. Tuffier expose à peu près le même plan : par l'incision lombaire aborder le rein, constater les lésions, pratiquer le tamponnement iodoformé, s'il s'agit d'une hémorragie en nappe, lier un gros vaisseau rompu, mais si cette ligature est impraticable, faire une néphrectomie partielle par constriction en masse ; ne pratiquer la néphrectomie totale qu'en désespoir de cause.

Telle fut la conduite que suivit Bardenheuer[1] dans un cas où il se contenta d'enlever les portions

----

1. BARDENHEUER, *Berl. klin. Woch.*, 1891, p. 500.

déchirées du rein ; Hochenegg [1], au contraire, opérant pour un volumineux hématome sous-péritonéal, trouva le rein contus et déchiré en plusieurs endroits, il fit la néphrectomie totale et le malade guérit parfaitement.

La conduite est donc très logique, et le succès que Yvanoff [2] a obtenu dernièrement par l'expectation ne change pas ma conviction à ce sujet. Mais en pratique il existe de grandes difficultés opératoires ; si l'hémorragie est due à une grosse branche, le foyer opératoire est inondé, on ne voit pas la lésion, on a peine à en trouver la source, et ce n'est pas chose facile que de trouver le pédicule pour y placer une ligature.

L'indication fournie par l'hémorragie n'est elle-même pas toujours aussi facile à établir : la localisation du traumatisme sur le rein n'est pas toujours aussi exclusive, ni la réaction aussi limitée.

2° *Il y a contusion rénale et contusion abdominale*. Plus souvent en effet, on se trouve en présence d'une contusion abdominale avec réaction péritonéale sérieuse : les viscères, l'intestin, le foie, la rate, sont peut-être lésés. Une hématurie faible ou marquée fait supposer la déchirure du rein ; mais la douleur, l'état des parois abdominales ne permettent pas de sentir de tuméfaction

---

1. Hochenegg, *Centralb. f. Chir.*, 1892, p. 86.
2. Yvanoff, *Tribune médicale*, 29 juin 1895.

lombaire nettement appréciable; dans ces conditions, que faut-il faire? Il faut traiter l'accident
comme on le ferait d'une contusion abdominale
seule; or, pour ces dernières, après des hésitations
faciles à comprendre à une époque où la chirurgie
de l'abdomen n'avait pas pris tout l'essor que la
pratique moderne lui a imposé, on tend à intervenir de bonne heure et à fixer en principe la
nécessité d'une intervention précoce par la laparotomie : les récentes discussions qui ont eu lieu à
la Société de chirurgie de Paris et au dernier
Congrès de chirurgie ont mis à jour ces tendances
et les bienfaits de cette pratique. Aussi bien, dans
les graves contusions de l'abdomen avec lésion
probable du rein (hématurie, douleur, empâtement
dans le flanc), la laparotomie immédiate me
semble-t-elle l'opération de choix, de préférence
à l'incision lombaire. La laparotomie permet
l'exploration des viscères, et quant à ce qui
concerne le rein, on se comportera pour l'incision
antérieure comme on le ferait à l'aide de l'incision lombaire. En toute autre circonstance, toutes
les fois que la localisation prédominante du traumatisme et des symptômes autour du rein permet
de supposer que l'organe seul est en cause, la voie
lombaire est préférable.

Accidents éloignés. — A une date éloignée, l'intervention s'impose encore pour remédier à des

accidents consécutifs d'infection et de suppuration. La persistance de la douleur dans le flanc, une tuméfaction diffuse, la fièvre, indiquent la suppuration périnéphrétique : il faut alors inciser largement et drainer le foyer. Si, à l'incision, on trouve le rein désorganisé et profondément altéré, on suivra la conduite de Maunoury[1], qui, dans un cas semblable, jeta un fil sur le pédicule et enleva en totalité les fragments inutiles d'un rein contus et infecté.

II

DU REIN MOBILE

Longtemps le rein mobile resta dans le domaine de la thérapeutique expectative; depuis peu, la question a changé; avec la néphrorraphie, les tendances se sont modifiées. En 1878, Martin[2], de Berlin, avait pour la première fois tenté une opération radicale pour un rein déplacé : il avait fait la néphrectomie. Ce ne fut que deux ans plus tard, en 1880, que Hahn[3] pratiqua la première néphrorraphie. Une nouvelle phase commença : ce fut une

1. Maunoury, 1er Congrès français de chirurgie, Paris, 1886.
2. Martin, *Berl. klin. Woch.*, 1882, p. 154.
3. Hahn, *Centralb. f. Chir.*, 1887. p. 9.

période de tentatives diverses, de tâtonnements et d'études. Il fallait fixer le manuel opératoire, il restait à juger l'opération à ses suites, il y avait à préciser les indications relatives et les contre-indications du traitement par les bandages et l'opération. A l'étude de ces questions se rattachent les travaux importants de Glénard[1] sur l'*entéroptose*, de Tuffier[2] sur *les formes cliniques du rein mobile et les résultats de la néphrorraphie*, de Guyon[3] *sur les indications de la néphropexie*, de Landau[4], de Lindner[5], de Terrier et Baudouin[6], d'Arnould[7], sur l'*hydronéphrose intermittente*, complication fréquente du rein mobile.

Diagnostic du rein mobile. — Il ne suffit pas de constater en clinique la mobilité d'un rein déplacé pour qu'on soit autorisé à baser sur cette constatation une thérapeutique rationnelle ; il est d'autres notions, également importantes, que l'étude du malade doit fournir. Il faut aussi connaître le terrain,

1. GLÉNARD, *Province médicale*, 7 mai et 23 avril 1887.
2. TUFFIER, *Rein flottant et néphrorraphie*, Rev. chir., 1889, p. 952.
3. GUYON, *Bull. de l'Acad. méd.*, 19 fév. 1889.
4. LANDAU, *Die Wanderniere der Frauen*, Berlin, 1881.
5. LINDNER, *Die Wanderniere der Frauen*, 1888, in-8, 60 p.
6. TERRIER et BAUDOUIN, *De l'hydronéphrose intermittente*, Rev. de chir., 1890.
7. ARNOULD, *Contribution à l'étude de l'hydronéphrose*, th. Paris, 1891.

il faut connaître le sujet lui-même et rechercher avec soin quelle est la part de la neurasthénie dans les troubles subjectifs observés. Enfin il est indispensable de savoir si le rein déplacé est encore sain, ou au contraire malade et altéré : de là dépend en effet la conduite à tenir.

1° Le rein *mobile* se déplace dans le sens vertical ou dans le sens transversal ou dans les deux à la fois (Guyon) : la mobilité verticale se manifeste elle-même dans deux sens opposés, de haut en bas, ou de bas en haut. Cette dernière, M. Guyon l'appelle mobilité *abdomino-lombaire* : elle appartient en propre au rein déplacé, elle en est en quelque sorte la caractéristique, et il n'est que le rein pour présenter cette faculté de rentrer dans la loge lombaire d'où il s'est échappé. La mobilité abdomino-lombaire est très facile à constater ; une main en arrière dans l'espace costo-iliaque, une main en avant appliquée sur la paroi abdominale saisissent le rein, le refoulent, et l'expriment en quelque sorte vers la région lombaire, où il s'enfuit : il ne reparaît qu'avec les changements d'attitude.

L'attitude à donner au malade contribue beaucoup à développer une mobilité peu appréciable : en faisant asseoir le malade à moitié sur son lit, ou en le mettant debout, on voit le rein apparaître pour rentrer dans le décubitus. En le faisant coucher sur le côté sain, on voit enfin jusqu'à quel point le rein se meut dans le sens transversal.

Mais il est des cas dans lesquels la mobilité rénale, bien que certaine, est moins étendue, moins évidente ; pour la constater, la recherche du ballottement donnera toujours des renseignements précis. Le ballottement rénal, décrit par M. Guyon, a une grande valeur en matière d'exploration rénale ; il dénote les plus petits abaissements du rein et les plus légères augmentations de volume. C'est un soulèvement en masse opéré par une main mise en contact avec la région lombaire, dans l'angle formé par la dernière côte et les muscles latéro-vertébraux. Ainsi soulevé, le rein vient au contact de la main antérieure, placée à plat sur l'abdomen, et celle-ci peut, à l'étendue du contact, apprécier le volume et la forme du rein. Le ballottement rénal existe toutes les fois que le rein est augmenté de volume ou abaissé : dans les mobilités rénales peu accentuées, le simple abaissement du rein suffit à révéler son extrémité inférieure sensible et appréciable ; cette extrémité inférieure ne se sent jamais à l'état normal.

Pour apprécier la mobilité rénale, le procédé de Glénard, la palpation néphroleptique, offre encore, chez les sujets maigres surtout, de sérieux avantages. Glénard place les doigts de telle sorte, que si pendant l'inspiration quelque chose d'anormal est propulsé de haut en bas, on le sente passer entre les doigts : pour y arriver, il étreint largement et solidement de la main gauche, pouce en avant, médius en arrière, la zone des parties molles immédiatement sous-jacente au rebord costal.

« Les doigts forment ainsi un anneau étroit, qui sera complété à sa partie interne, en arrière par la colonne vertébrale, en avant par la main droite : celle-ci déprime en effet la paroi antérieure dans le prolongement de l'extrémité du pouce gauche, qui se trouve à la hauteur et au-dessous de l'extrémité de la neuvième côte gauche. Faisons inspirer profondément notre malade, nous sentons descendre quelque chose entre les doigts, une masse encore indécise, rénitente; première constatation que j'exprime ainsi *ptose* dans l'hypochondre droit, car à l'état normal les doigts ne doivent rien sentir descendre.

« Si la mobilité du rein est suffisante, l'extrémité supérieure peut descendre jusqu'au-dessous de l'anneau formé par le pouce et les doigts de la main gauche : le rein peut être ainsi maintenu abaissé, c'est le deuxième temps, la *capture* de la ptose. On laisse (3e temps) remonter le rein, en diminuant la constriction et on peut apprécier son volume, sa consistance, sa surface, etc.

« Il y a néphroptose au premier degré lorsqu'à la fin du temps d'affût, on sent profondément un corps lisse, dur, du volume d'une noix ; la ptose du deuxième degré existe quand le rein peut être retenu entre les doigts, sans que pourtant on atteigne le sillon, et qu'on puisse comprimer les tissus au-dessus du rein ; si l'on peut le faire, ce sera la néphroptose du troisième degré, c'est le rein mobile vulgaire : enfin la néphroptose du quatrième degré, c'est le rein flottant qu'on sent par la paroi abdominale antérieure sans même y avoir songé. » (Glénard.)

2° La mobilité étant reconnue, il reste à déterminer la part relative qui révient au rein et au système nerveux dans la genèse des troubles observés. Tous les déplacements du rein ne se caractérisent pas de la même manière et avec la même intensité de symptômes. La douleur n'est pas toujours proportionnelle au degré de la mobilité : il est des malades qui ont un rein mobile et n'en souffrent pas ; ils l'ignorent même jusqu'au jour où le hasard d'une exploration en confirme la réalité.

Il en est d'autres au contraire chez lesquels une mobilité même légère détermine des troubles très prononcés.

C'est qu'à côté du rein mobile lui-même, il y a le sujet, dont la réaction variable avec sa susceptibilité explique les différences observées. En général tous les porteurs de reins mobiles sont des sujets nerveux, des prédisposés par une tare héréditaire, ou de vrais névropathes. Mais ils ne le sont pas tous à un égal degré ; il en est chez lesquels le déplacement du rein semble bien constituer toute la maladie, et être le point de départ de tous les accidents ;

il en est d'autres chez lesquels le rein mobile n'apparaît que comme une manifestation secondaire d'un ralentissement général de la nutrition. Aussi la division classique du rein mobile en *simple* et *compliqué* me semble-t-elle devoir être conservée.

Dans le premier cas, le déplacement du rein est l'élément principal; il constitue à lui seul toute la maladie. Sans doute, les malades ne souffrent pas que du rein; ils ont des troubles nerveux, ils souffrent de l'appareil digestif ou de l'appareil génital (Keen, Thiriar[1]), mais tous ces troubles fonctionnels sont d'ordre purement réflexe; il n'est à distance aucune altération matérielle. Le rein seul est en cause; il y a luxation rénale et c'est tout, la réduction du rein fait cesser les douleurs et atténue les phénomènes subjectifs.

Tout autre est le rein mobile *compliqué* : ici le rein n'est point seul en cause. C'est le système nerveux qui est particulièrement excitable : l'anesthésie pharyngée, des névralgies diverses, des crises d'hystérie témoignent de l'hyperexcitabilité d'un sujet fortement taré. L'appareil digestif est lui-même affecté : l'estomac est dilaté, les intestins sont tombants, la paroi abdominale est flasque, le ventre fait sa triple saillie, les orifices herniaires sont largement ouverts; il y a des varices; c'est

---

1. Congrès de Bruxelles, 1892.

une insuffisance générale de la nutrition, c'est l'entéroptose de Glénard.

D'autres fois, le foie est la cause principale du déplacement du rein: il est de ces déplacements qui se développent à l'occasion d'une affection hépatique, d'une congestion, d'une cirrhose, d'un kyste hydatique. Cette relation entre la néphroptose et les affections hépatiques a été bien mise en lumière par M. Potain; il faut toujours songer à cette relation qui comporte des indications spéciales.

3° Enfin le rein mobile est parfois le siège lui-même de quelques complications : la lithiase, la tuberculose, les néoplasmes peuvent se développer sur un rein déplacé. Plus souvent apparaissent un jour ou l'autre des *accidents d'étranglement rénal* (Albarran) et d'*hydronéphrose intermittente.*

Des accidents douloureux se développent sous formes de crises périodiques avec augmentation momentanée du volume de la glande: la douleur, extrême parfois, presque syncopale, se manifeste avec les irradiations de la colique néphrétique. Ces crises durent plus ou moins longtemps et sont toujours suivies de l'émission d'une assez grande quantité d'urines. Ces accidents, on les attribuait autrefois à la congestion du rein: aujourd'hui, depuis les travaux de Landau, de Terrier et Baudonin, on les considère comme des crises de rétention rénale par torsion de l'uretère; la répétition de ces accès constitue le type, devenu classique, de

l'hydronéphrose intermittente, dont l'évolution
constitue des indications thérapeutiques spéciales.

INDICATIONS THÉRAPEUTIQUES

En présence d'un rein mobile, trois moyens se
présentent pour remédier aux souffrances des malades : le bandage, la néphrorraphie et la néphrectomie.

La néphrorraphie a fait ses preuves; les opérations sont assez nombreuses, et leur date assez
éloignée déjà pour que l'on soit autorisé à en tirer
des conclusions formelles.

Après la néphrorraphie, la fixation du rein est
constante. Des récidives précoces qui surviennent
dans la première semaine, il n'en faut pas parler;
ce sont des accidents opératoires qu'on évitera en
employant le catgut au lieu de la soie, et en respectant la capsule fibreuse, qui laisse au rein sa résistance. Les récidives à distance, elles sont la grande
exception, et on peut bien dire que la fixation du
rein est la règle.

Mais la fixation du rein n'est pas synonyme de
guérison; Tuffier[1] a recherché les résultats thérapeutiques de dix opérations au triple point de vue
des douleurs, des troubles dyspeptiques, de la neu-

1. TUFFIER, *Congrès de Chirurgie*, 1891, p. 577.

rasthénie. Les douleurs ont disparu chez 7 malades, les troubles dyspeptiques et la neurasthénie dans la moitié des cas. Sur 105 opérations diverses, rassemblées par le même auteur, les résultats sont les suivants :

Guérison absolue, 26, soit 53 p. 100 ;

Amélioration persistante, 25 ;

Résultats satisfaisants, 24 ;

Amélioration temporaire, 8 ;

Insuccès, 20.

Tillmanns[1], qui a pratiqué 16 fois la néphrorraphie pour rein mobile, a pu suivre 12 de ses opérés : 6 se trouvaient encore très bien de un à trois ans après l'opération ; 4 ont pu être considérés comme définitivement guéris. Dans deux cas, la récidive survint au bout de six mois. Les troubles utérins persistent aussi quelquefois : Thiriar, sur 10 néphropexies, a vu 4 fois les troubles du côté de l'appareil génital persister malgré la fixation du rein ; dans les 6 autres cas ils disparurent sans qu'il ait été tenté aucune opération de ce côté.

Parmi les causes susceptibles de faire échouer la néphrorraphie, une des plus importantes est la grossesse survenant peu de temps après l'opération.

La néphrorraphie est, en somme, une bonne opération, mais les douleurs persistent souvent à

1. Tillmanns, *Centralb. f. Chir.*, 1892. n° 42, p. 870.

la suite, surtout chez les femmes très nerveuses.

La néphrectomie n'est plus à comparer à la néphropexie; il n'en a pas été toujours ainsi. A une certaine époque, qui n'est pas encore très éloignée, les statistiques des deux opérations se basaient sur des chiffres identiques. Désormais la question est définitivement jugée en faveur de la néphrorraphie, et la néphrectomie n'a plus à bénéficier que des contre-indications de l'autre opération.

1º *Rein mobile simple.* — Le déplacement du rein semble souvent la conséquence d'un effort ou d'un traumatisme, chez des sujets prédisposés, il est vrai; en tous cas le rein est seul en cause et sa réduction fait cesser tous les accidents. Aussi, quelle que soit l'intensité des phénomènes douloureux, faut-il toujours commencer par l'application d'un bandage. Le plus simple appareil consiste en un ressort muni d'une pelote convexe, ayant la forme du rein et soutenu par une ceinture élastique. L'appareil est placé dans le décubitus sur le rein réduit autant que possible. On s'assurera que la pelote, placée dans l'espace costo-iliaque antérieur, s'oppose à l'échappement du rein, que l'élasticité du ressort est bien proportionnée à la résistance et à l'épaisseur de la paroi abdominale.

Lorsque le bandage est bien appliqué, la réduction se maintient et les malades se trouvent bien, ils peuvent aller et venir, reprendre la vie commune. Mais il n'y a jamais dans le bandage qu'un moyen palliatif; les malades ne peuvent se soustraire à son emploi sans s'exposer à souffrir. Ils ne peuvent se lever ni marcher sans support, et pour beaucoup il y a là une gêne fonctionnelle qu'ils préfèrent avec raison échanger contre une opération simple, efficace et sans danger. Celle-ci a encore l'avantage d'éviter pour l'avenir les complications toujours imminentes d'étranglement rénal et d'hydronéphrose.

D'ailleurs, le bandage est quelquefois insupportable: il est des reins particulièrement sensibles et irritables qui ne le peuvent tolérer. D'autres fois, la paroi abdominale, la conformation du sujet ne se prêtent pas à l'application et au maintien d'un bandage régulier; le rein n'est ni facilement, ni complètement réduit. Et l'intervention se présente à ces malades comme la seule garantie; elle est d'autant plus justifiée que le rein seul est en cause, que tous les appareils sont sains et que le succès opératoire et thérapeutique est à peu près assuré.

La néphrorraphie est donc nettement indiquée chez la plupart des malades qui rentrent dans cette catégorie : je ne vois pas l'avantage de s'entêter à l'usage d'un bandage insuffisant et de ne pas en venir de suite à la néphrorraphie.

La bilatéralité des lésions n'est même pas une contre-indication; l'opération sera faite successivement sur les deux reins, à moins que la cure d'un prolapsus n'ait presque guéri le malade.

La néphrectomie n'a jamais rien à voir ici; elle ne serait autorisée qu'après échec de la néphropexie, alors que les accidents persistent ou reparaissent avec ténacité et que le rein reste cependant fixé. Si la fixation ne s'est pas maintenue, il vaut mieux recourir une seconde fois à la néphropexie (Newmann).

2° *Rein mobile compliqué.* — Ici l'opération est en général formellement contre-indiquée, à moins qu'il ne paraisse évident que le déplacement du rein ne soit dû à une cause occasionnelle. La lésion ne réside pas seulement dans la ptose rénale, et ce serait s'exposer à un échec certain que de tenter chez ces malades la néphropexie. Parmi les insuccès qui chargent encore les résultats de l'opération, se trouvent compris beaucoup de malades qui, appartenant à cette catégorie, n'auraient pas dû être opérés.

Lorsqu'il y a entéroptose, la paroi abdominale manque de résistance, les ligaments des viscères abdominaux ont tous perdu leur tonicité. On devra donc chercher autant que possible à leur rendre cette tonicité ou à remédier à leur insuffisance. C'est dans ce sens que le massage, d'après la

méthode de Thure-Brandt[1], peut agir et donner de
bons résultats.

Sur une malade de son service atteinte de rein
mobile, M. Guyon pratiquait récemment la cure
radicale d'une éventration : à la suite de plusieurs
grossesses, la paroi abdominale s'était effondrée,
les deux muscles droits étaient légèrement écartés,
et on constatait en même temps un rein mobile à
droite. L'opération avait pour but de reconstituer la
paroi, de refaire un soutien naturel au rein déplacé
et aux viscères relâchés : à ce point de vue elle est
très rationnelle.

En général, c'est au bandage qu'il faut avoir recours : la pelote rénale n'a pas ici beaucoup d'utilité, le port d'une ceinture, au contraire, soutenant
la totalité de la paroi, la ceinture de Glénard par
exemple rend à cette paroi la résistance qui lui
manque, et le nombre est déjà grand des malades
améliorés considérablement par ce très simple
moyen. Chez eux l'opération ne ferait pas mieux,
elle ferait quelquefois moins bien et le port d'une
ceinture ne serait pas moins nécessaire après
l'opération. Si cependant il était vérifié que la part
principale revient au rein dans le complexus symp-
tomatique observé, si par ailleurs la contention du
rein réduit était reconnue impossible, il n'y aurait

---

1. BACKMAIER. *Du traitement manuel du rein flottant. Wiener
med. Presse*, mai 1892.

pas lieu de refuser aux insistances du malade les bénéfices probables d'une néphropexie. Mais il faut être bien prévenu que dans ces conditions l'opération ne peut agir que partiellement : les malades ne seront qu'améliorés après l'opération ; et après comme avant resteront nécessaires le traitement de la dilatation gastrique ou intestinale et le port d'une ceinture de contention.

3° Accidents et complications du rein mobile. — L'application d'un bandage n'a plus la même constante utilité, lorsque se développent ces crises douloureuses d'*étranglement rénal* et d'*hydronéphrose intermittente*. Quelquefois cependant la réduction du rein pendant la crise fait cesser la douleur et disparaître l'hydronéphrose. Mais quand les crises se répètent malgré le bandage, ou bien lorsqu'elles se produisent si intenses que la réduction est impossible, l'opération devient nécessaire. Il faut opérer le plus tôt possible, en pleine crise, si l'on ne peut faire autrement. C'est une des indications d'urgence de la néphropexie.

Albarran a communiqué au dernier congrès français de chirurgie l'observation d'une jeune fille qu'il avait opérée au cours d'une crise aiguë d'étranglement rénal ; après une crise qui se prolongea pendant quinze jours, le rein devint irréductible. La néphropexie fut pratiquée : le rein était en rétroversion, l'extrémité supérieure ayant basculé en arrière, et l'inférieure en avant. Il fut aisé de le réduire, d'évacuer la petite quantité d'urine qui le distendait et de pratiquer la néphrorraphie. La guérison s'est maintenue, et depuis toute douleur a disparu.

Picqué, Malécot, Jeannel ont rapporté, au même Congrès, des observations analogues, qui prouvent l'utilité et la bénignité de la néphropexie pratiquée dans ces conditions.

L'hydronéphrose intermittente, dont l'étranglement rénal n'est que le premier stade, est justiciable du même traitement, la fixation du rein : toutefois des altérations plus complexes du rein, l'amincissement de son parenchyme peuvent conduire soit à la néphrotomie, soit à la néphrectomie (voir Hydronéphrose intermittente).

En cas de lithiase, de tuberculose, de néoplasme, ou de simple infection du rein mobile, le traitement sera basé sur la nature et l'importance de l'affection concomitante : en général c'est à la néphrectomie qu'il faut avoir recours toutes les fois que le rein est sérieusement altéré et compromis dans son fonctionnement. Il en sera de même à plus forte raison s'il s'agit de cancer, à moins que des contre-indications ne rendent l'opération trop dangereuse. La tumeur sera plus facilement abordée par la voie antérieure : les tumeurs abdominales sont justiciables de l'incision antérieure et ici le rein mobile se comporte comme une tumeur abdominale. Le plus souvent d'ailleurs il y a eu erreur de diagnostic : on incise en avant pour une tumeur abdominale, on trouve un rein mobile et malade, et on termine par une néphrectomie transpérito-néale.

Si l'on prévoyait à l'avance l'état du rein, faudrait-il opter pour la néphrectomie antérieure contre la lombaire? C'est une erreur de croire que la mobilité extrême du rein, la longueur du pédicule doivent faciliter toujours l'abord de l'organe par la voie abdominale : Polaillon, au cours d'une néphrectomie transpéritonéale pour rein mobile, éprouva les plus grandes difficultés à amener le rein à l'extérieur. Cette opération ne serait donc justifiée que par la fixité relative du rein très bas dans l'abdomen (Le Dentu), au milieu des adhérences d'une ancienne péritonite circonscrite ou par le volume énorme de la tumeur. En dehors de ces cas, il vaut mieux aborder le rein par la voie lombaire.

III

DES CALCULS DU REIN

On trouve, jusque dans les temps les plus reculés de l'histoire de la chirurgie, des opérations faites sur le rein et dont le résultat fut l'évacuation d'une collection purulente et l'extraction d'un ou de plusieurs calculs. Mais tous ces faits, comme ceux postérieurs de Mezéray, de Richieri (1516), de Cardan (1557), de Bayrs, de Fernels, de Laffitte (1755), de Hévin (1787), malgré toutes les discussions dont ils ont été l'objet, n'ont plus guère qu'un intérêt historique.

La période moderne commence en 1870; à cette époque, Durham[1] pratique la néphrotomie sur une malade qu'il croyait atteinte de néphrite calculeuse : c'était une erreur, au cours de l'opération le rein fut reconnu sain. La même année, Moses Günn, Bryant et Callender pratiquaient, de propos délibéré, la néphrotomie dans le même but. Ils furent plus heureux et parvinrent à extraire des calculs inclus dans le rein abcédé. Ces premières tentatives ne restèrent pas longtemps isolées: les observations bientôt se multiplièrent et les cas de néphrotomies pour pyonéphroses calculeuses ne se comptent plus aujourd'hui.

Toutefois, on n'avait jamais encore pratiqué, de propos délibéré, l'incision d'un rein sain pour en extraire un calcul. Les conseils et les tentatives d'Annandale et de Smith en 1869 étaient restés sans résultats: les opérations d'Annandale en 1875, de Lente et de Barbour étaient restées infructueuses: on n'avait pas trouvé de calcul. C'est en 1880, le 11 février, que Morris[2] réussit pour la première

1. DURHAM, *Med. Times*, 1870, t. I, p. 182.
2. MORRIS, *A case of nephrolithotomy*, *Clin. Soc. Trans.* 1881.

fois à enlever d'un rein non suppuré le calcul qui s'y trouvait inclus. Ce fut un plein succès ; le malade guérit rapidement, et presque aussitôt l'exemple était suivi un peu partout, en Angleterre, en Amérique, en Allemagne ; dès 1881, M. Le Dentu pratiquait en France la première néphrolithotomie.

En présence d'un calcul du rein, le chirurgien dispose de deux méthodes, la néphrectomie, qui supprime le rein, et la néphrolithotomie, qui supprime le calcul et conserve le rein. Contrairement à Morris, mais conformément à M. Le Dentu, j'entends par néphrolithotomie toute opération ayant pour résultat l'extraction d'un calcul, que le rein soit sain ou qu'il soit infecté et distendu.

Les calculs rénaux évoluent parfois pendant longtemps avec un minimum de symptômes ; mais il vient toujours une heure où, restant fixés dans le rein par leur volume ou par leurs connexions, ils révèlent leur présence par trois ordres de symptômes, par des douleurs, des hématuries, des phénomènes réflexes. Après une période de tolérance variable suivant les cas, tous ces troubles finissent par prendre une acuité extraordinaire, qui rend la vie insupportable et force le malade à réclamer l'intervention. D'ailleurs, à toute période le calculeux du rein est exposé à voir survenir des complications multiples, qui modifient la marche de la maladie, en aggravent le pronostic, et imposent au chirurgien une attitude différente ; ces complications, je les ai classées en trois groupes : ce sont : 1° des accidents de migration (coliques néphrétiques) ; 2° des accidents d'obstruction (anurie, hydronéphrose) ; 3° des accidents d'infection (pyélonéphrites, pyonéphroses, phlegmons périnéphrétiques) (Legueu)[1].

Suivant que le calcul du rein est simple ou compliqué de l'un ou l'autre de ces accidents, le traitement chirurgical à instituer variera nécessairement ; et l'association de ces divers accidents ou complications permet de réduire à trois principales les conditions cliniques dans lesquelles le chirurgien est appelé à intervenir : 1° calcul dans un rein sain et de dimensions normales ; 2° calculs dans un rein abcédé et de dimensions anormales ; 3° anurie calculeuse et obstruction de l'uretère.

1° *Calcul dans un rein sain et de dimensions normales*. — La série des lésions de distension et de sclérose ou d'infection, qui finissent toujours à la longue par se développer dans un rein calculeux, suffit à prouver que l'intervention chirurgicale doit être précoce, si l'on veut conserver au malade tout ou partie de son rein. Mais si l'intervention a beaucoup plus de chance d'être efficace par sa précocité, le diagnostic en revanche n'est pas facile à établir, lorsqu'il n'y a pas altération du rein.

1. Legueu, *Des calculs du rein et de l'uretère au point de vue chirurgical*. Th. doct., Paris, 1891.

Sans doute, lorsque la coexistence de l'hématurie
et de douleurs, provoquées par les mouvements et
la marche, se retrouve avec cette persistance caractéristique que l'on observe chez quelques malades,
le diagnostic n'offre pas de grandes difficultés, et il
est facile, à l'aide de ces seuls signes, d'arriver dans
le diagnostic à une presque certitude. Mais les cas
aussi nets, aussi évidents ne sont pas les plus fréquents : et nombreuses sont les erreurs commises
dans le diagnostic des calculs du rein : nous y avons
ailleurs longuement insisté et nous n'avons pas à
étudier ici les modalités symptomatiques qui permettent de les éviter.

Il est en particulier des états douloureux du rein,
qui avec ou sans hématurie peuvent revêtir de tous
points les allures des calculs rénaux; l'erreur est
dans ces cas inévitable. J'ai eu l'occasion d'observer
deux malades, opérés par M. Guyon, et chez lesquels l'exploration est restée négative alors que la
coexistence de tous les signes du calcul semblait
permettre de poser un diagnostic sans hésitation.
Une certaine confusion règne encore au sujet de la
pathogénie et de la nature de ces différents états
douloureux, et nous avons eu l'occasion[1] dans un
travail d'ensemble de discuter après Teale, Duncan,
Ralfe, Malécot la question de la néphralgie essen-

____

1. LEGUEU, *Des névralgies rénales. Ann. des mal. des org.
gén.-urin.*, 1891.

tielle : que la névralgie du rein soit essentielle et primitive, ou secondaire à une névrose, à une affection locale ou à une intoxication quelconque, peu importe : le seul fait à retenir, c'est qu'en dehors de la lithiase on observe parfois des états douloureux du rein avec ou sans hématuries, dont le diagnostic avec les calculs est le plus souvent impossible d'après le seul examen des signes fonctionnels.

Il n'y a pas non plus à compter beaucoup sur l'exploration du rein : les différents modes d'exploration ne donnent pour la plupart que des résultats imparfaits, incertains, dans la recherche des calculs du rein.

Dans quelques cas rares (Shaposchnikoff, Israël, Le Dentu, Guyon) on a pu sentir à la palpation un corps dur, un calcul dans le rein : mais ce ne sont là que des faits isolés, et l'on doit admettre comme un principe que la palpation médiate est incapable de fournir un élément de diagnostic.

Il en est de même de l'exploration par le rectum qui a été recommandée par Simon : elle est condamnable à tous les points de vue, et la ponction à travers les téguments, malgré les succès que lui doivent Barker[1], Jones[2], Barlow et Godlee[3], est aveugle et incertaine.

1. BARKER, *Lancet*, 1880.
2. JONES, *Brit. Med. J.*, 1885, p. 1069
3. BARLOW et GODLEE, *Trans. of clinic. Sec.*, vol. XXV, p. 134

Aujourd'hui donc tout le monde est d'accord pour rejeter ces moyens inutiles et dangereux et pour recourir d'emblée dans les cas difficiles à l'incision exploratrice, seule capable de donner sur l'état du rein et sur ce qu'il contient des renseignements précis. Celle-ci est universellement conseillée et pratiquée par Morris, Barker, Lloyd, Knowsley Thornton, Bryant, Lucas en Angleterre; par Gross, Belfield, Newmann en Amérique; et en France par MM. Guyon et Le Dentu.

L'incision exploratrice en effet n'a de gravité que celle de la lésion qui la nécessite. Il suffit de consulter les nombreux documents accumulés par Récamier dans sa thèse pour en être convaincu. Les faits empruntés aux chirurgiens les plus éminents suffisent à prouver cette innocuité : la statistique de Gross[1] comporte 23 cas d'incision exploratrice sans une seule mort, et Newmann[2], rassemblant 42 cas d'incision, ne trouve pas non plus un seul accident.

Sans danger pour le malade, l'incision exploratrice est presque toujours favorable à la lésion. S'il est un calcul, elle en permet l'extraction immédiate, elle n'est dès lors que le premier temps nécessaire de la néphrolithotomie. Si au contraire il n'y a pas de calcul, l'incision n'en reste pas moins utile. De

---

1. Gross, *Am. J. of the med. Soc.*, 1885.
2. Newmann, *Loc. cit.*

nombreux faits, ceux de Hulke, de Annandale, de Belfield, de Kendal Francks, de Clément Lucas, de Mayo Robson, de Tiffany[1], de Le Dentu et bien d'autres encore, suffisent à démontrer l'utilité de l'incision exploratrice, dans des cas où l'opération faite pour rechercher et vérifier la présence supposée d'un calcul ne rencontrait aucun corps étranger. S'agit-il, dans ces cas, d'une mobilité légère du rein qui a été réduite et fixée par l'opération (Morris), s'agit-il d'une périnéphrite chronique dont les adhérences ont été dissociées, de graviers passés inaperçus et que l'incision a mobilisés et déplacés (Le Dentu), de capsule trop tendue et libérée (Tiffany) ou de simple névralgie, comme nous le pensons pour un certain nombre de cas? Ce sont là des questions que nous avons ailleurs[2] traitées et discutées; à quelque interprétation qu'on se rattache, une notion très importante se dégage, c'est que, après l'incision exploratrice du rein tentée pour la recherche d'un calcul, on peut voir disparaître ou s'atténuer les phénomènes douloureux éprouvés par les malades, alors que la recherche du calcul est restée négative. Le débridement de la capsule ou la néphrotomie dans la tuberculose rénale sans rétention n'est même pas nuisible : dans un fait de Barker, une notable amélioration

1. Tiffany, *Annals of surgery*, août 1889, p. 404.
2. F. Legueu, *Des névralgies rénales, loc. cit.*

de quelques mois suivit le drainage, bien que le rein fût tuberculeux. Deux autres faits de Lucas et de Belfield montrent encore non seulement l'innocuité, mais aussi l'efficacité accidentelle de l'incision sur un rein tuberculeux, qu'on croyait calculeux. Aux avantages de l'incision exploratrice il n'y a donc pas d'inconvénients à opposer.

Indications de l'incision exploratrice. — Morris[1], dans un important travail où il s'attache à préciser les signes du calcul rénal à ses débuts, et, après lui, Bruce Clarkes[2] ont posé les indications de l'incision exploratrice.

« Elle est indiquée toutes les fois que la persistance à longue durée d'une douleur rénale intense s'accompagne de la fréquence des mictions et de l'émission intermittente d'urines sanglantes avec un peu de pus, alors que rien dans la vessie, rien dans la prostate, ne suffit à expliquer ces signes.

« 1° L'hématurie et la purulence des urines en l'absence de toute lésion des voies urinaires inférieures ne suffit pas : il faut la douleur, et la douleur rénale avec irradiation dans l'aine et jusqu'au testicule.

« 2° La douleur seule, quand elle est persistante et paroxystique, s'accompagne de sueurs, de nau-

---

1. Morris, *Brit. Med. J.*, 1885.
2. *Med. Society*, mars 1887.

sées, de vomissements, suffit à légitimer l'exploration.

« 5° Quand les signes précédents, douleurs, hématuries. pus, surviennent chez un malade dont l'urine est acide, qui mène une vie sédentaire, et qui a des tendances à la goutte, il faut essayer longuement le traitement alcalin avant de faire l'exploration. » (Morris.)

La douleur et l'hématurie, par leur persistance et leur ténacité, constituent les symptômes les plus importants sur lesquels on soit autorisé à baser l'indication de l'incision exploratrice. Lorsque chez un lithiasique avéré on voit brusquement cesser l'expulsion des graviers, alors qu'apparaissent dans le flanc des douleurs localisées ou irradiées. ou bien lorsque chez un sujet sans antécédents de lithiase, les mêmes douleurs. provoquées. se reproduisent accompagnées ou non d'hématurie, avec une intensité ou une persistance que le traitement médical est impuissant à enrayer, on peut presque à coup sûr poser le diagnostic de calcul du rein.

La douleur et l'hématurie en effet. surtout lorsqu'elles se présentent avec ce caractère très net de provocation par les mouvements, sont. à peu d'exceptions près, caractéristiques de la présence d'un calcul dans le rein. La pyurie au contraire, malgré l'opinion des auteurs anglais, est sans aucune valeur : nous avons montré dans notre thèse comment l'évolution des calculs du rein se faisait longtemps aseptique, sans infection, sans suppuration du bassinet ni du rein ; comment l'infection, lorsqu'elle se produisait, n'avait que la valeur d'une complication légère ou grave, mais que jamais et en aucun cas la présence du pus dans les urines ne méritait d'être utilisée pour le diagnostic des calculs rénaux. Pour nous, l'association des deux symptômes, douleur et hématurie, fixes dans leurs caractères, constants dans leur reproduction, est le seul élément sur lequel le diagnostic de calcul rénal ait raison de s'établir, et l'incision exploratrice de baser son opportunité.

Il faut autant que possible inciser de bonne heure, parce que « le chirurgien ne doit pas seulement sauver la vie de son malade, mais encore préserver de la destruction les tissus sécréteurs de l'organe atteint » (Newmann). A chaque instant, le calculeux du rein n'est-il pas exposé à des complications de rétentions ou d'infection qui sont susceptibles de compromettre pour toujours l'intégrité de l'organe : il n'y aura donc jamais avantage à attendre pour agir que le rein ait augmenté de volume et il faut toujours penser que l'opération se présente dans des conditions d'autant plus favorables, au point de vue de la fonction et de la vie, qu'elle s'adresse à un organe moins altéré.

Néphrolithotomie et néphrectomie. — Le rein est mis à nu par l'incision lombaire ; deux cas se présentent : le calcul est facilement découvert à la palpation dans le bassinet ou dans le rein, ou bien on ne le sent pas.

Si le calcul est senti dans le bassinet, ou s'il se laisse voir à la surface amincie du rein, il n'y a qu'à inciser à son niveau le bassinet ou le rein, à l'extraire, et à faire les sutures après s'être assuré qu'il ne reste pas d'autres graviers.

Si au contraire une palpation extérieure minutieuse ne donne aucun résultat, il ne faut pas s'en tenir là, il faut de suite recourir à l'incision; l'incision franche du rein est de beaucoup préférable à l'incision du bassinet. Celle-ci ne convient qu'aux cas où le calcul est en quelque sorte extérieur au rein, quand il fait hernie au dehors du sinus : en toute autre condition, il vaut mieux aborder ou chercher par l'incision franche du bord convexe un calcul inclus même dans le bassinet, à plus forte raison s'il est dans les calices.

La conservation du rein est donc la règle, et l'opération doit se borner à l'extraction du calcul. Mais l'incision réserve des surprises; on croyait le rein sain et on se trouve en présence d'un organe atrophié ou transformé en poche kystique avec une multitude de calculs; la néphrectomie primitive devient discutable. Deux indications doivent y conduire, la difficulté ou l'impossibilité d'enlever tous les calculs, et l'inutilité évidente pour l'avenir du parenchyme rénal atrophié.

La difficulté d'enlever tous les calculs suffirait à elle seule : elle se rencontre dans les cas où le rein ne forme plus qu'une poche, bien que l'organe ait conservé à peu près sa configuration propre et son volume normal : sur un rein que M. Monod présentait à la Société de chirurgie, il n'y avait plus qu'une vaste poche à parois minces, renfermant un calcul volumineux, ramifié en forme de corail : des pierres plus petites étaient disséminées dans la paroi en nombre considérable. L'extraction eût été forcément incomplète et la néphrectomie était indispensable. La même conduite serait à suivre si l'on trouvait le rein atrophié ou kystique.

Dans ces conditions, il est évident que le parenchyme rénal n'est plus guère utile à la sécrétion, et la néphrectomie ne prive pas le malade d'une voie importante d'élimination.

Toutefois la néphrectomie primitive ne doit jamais être tentée, tant que l'on n'est pas absolument sûr de l'état du rein opposé : mieux vaudrait créer une fistule urinaire par la néphrotomie que de s'exposer à des accidents rapidement mortels. La mortalité de la néphrectomie primitive appliquée à cette catégorie de lésions est considérable : sur huit opérations, je trouve quatre morts par altération concomitante de l'autre rein; et parmi les survivants, voici un malade opéré en 1885 par Le Dentu, dont le rein unique présenta lui-même au bout de quelque temps des signes de calculs qui nécessitèrent une nouvelle opération ; voici un autre malade, de Clément Lucas[1], qui fut pris au bout de cinq mois d'anurie calculeuse ; une nouvelle opération fut pratiquée d'urgence dans ces conditions, et parvint à guérir le malade. Toutes les fois donc qu'il persiste un doute sur l'intégrité de l'autre rein, il vaut mieux s'en tenir à la néphrolithotomie, au risque d'avoir une fistule, et d'être obligé d'en venir plus tard à la néphrectomie secondaire.

2° Calcul dans un rein abcédé et de dimensions anormales. — Dans ses formes les plus légères, la pyélite ne modifie pas d'une façon appréciable la forme du rein, et nombre des cas que nous avons eus précédemment en vue rentrent dans la catégorie des pyélites, légères et atténuées ; le rein était infecté, mais ses lésions étaient insignifiantes, son aspect était encore normal. Mais dès qu'à la pyélite ou à la pyélonéphrite s'ajoute la rétention, l'augmentation de volume du rein devient appréciable et fait tumeur.

Reconnaître une pyonéphrose, c'est chose fort simple, mais dire si elle est calculeuse est souvent beaucoup moins facile.

Les antécédents du malade et les conditions dans lesquelles la tumeur s'est développée sont à peu

1. *Clin. Soc. of London*, 1885.

près seuls capables de servir au diagnostic du calcul : l'existence dans le passé de coliques néphrétiques avec expulsion de graviers, la présence maintes fois constatée de dépôts sablonneux dans l'urine, des hématuries répétées, ou des douleurs lombaires continues avec exacerbations intermittentes. Voilà autant de raisons pour admettre l'hypothèse d'un calcul primitif dans une tumeur secondaire. Mais le calcul reste parfois latent jusqu'au jour de l'infection, et il n'y a plus à compter sur les signes précurseurs, qui font défaut. On a invoqué alors en faveur du calcul la longueur et la netteté des intermittences de la pyurie, le volume et le développement rapide de la tumeur pyonéphrotique : ces signes ne sont nullement caractéristiques. On invoque encore comme un signe de certitude cette douleur aiguë, subite, lancinante que détermine la recherche du ballottement dans certains pyonéphroses calculeuses, douleur bien différente des sensations plus vagues, plus sourdes éprouvées par le malade, lorsqu'il n'y a pas de calcul. Mais c'est en vain : le plus souvent avant l'incision il n'y a que de simples probabilités ; la certitude n'est donnée qu'avec l'incision.

Une fois reconnue la pyonéphrose calculeuse. les difficultés recommencent. La néphrectomie s'oppose à la néphrolithotomie ; faut-il enlever les calculs seulement ou supprimer du même coup le rein calculeux et avec lui un organe infecté. suppuré, dilaté, et perdu pour la fonction. Ces deux opérations ont chacune leurs avantages et leurs inconvénients.

La plupart des chirurgiens préfèrent la néphrolithotomie : un petit nombre seulement restent partisans de la néphrectomie primitive. Au cours d'une discussion de la Société de chirurgie de Londres[1], Morris reniait les préférences qu'il avait jusqu'alors manifestées pour la néphrolithotomie et se déclarait partisan de la néphrectomie lombaire sans néphrotomie préalable, pour les vastes pyonéphroses, qu'elles soient ou non calculeuses. Son avis est partagé par Bruce Clarke[2], par Thornton[3], qui condamnent complètement l'incision du rein, et préfèrent la néphrectomie transpéritonéale; Imlach se rallie également à cette opinion, contrairement à Lawson Tait et à Newmann qui restent partisans de la néphrotomie.

En Allemagne, Israël, Czerny, Kuester préfèrent l'incision rénale. Bergmann[4] au contraire, dont la statistique est particulièrement heureuse (4 opérations, 4 guérisons), recommande formellement de toujours enlever le rein en totalité et de ne pas se borner à ouvrir les abcès rénaux les uns après les autres.

---

1. *Brit Med. J.*, 10 nov. 1889.

2. BRUCE CLARKE, *Loc. cit.*

3. THORNTON, *Soc. roy. med. and surg.*, Londres, 26 février 1889.

4 BERGMANN, *Berl. klin. Woch.*, 12 janvier 1885.

En France, la question de l'intervention dans les pyonéphroses est moins discutée; elle était à l'ordre du jour du Congrès de chirurgie de 1886; MM. Trélat, Péan, Lucas-Championnière, Bouilly y soutiennent que la néphrotomie est la méthode de choix dans le traitement des pyélonéphrites suppurées. M. Le Dentu partage la même opinion, en faisant quelques réserves au sujet des altérations très avancées du rein avec adhérences étroites à la capsule adipeuse : il ne pourrait y avoir aucun avantage dans ces conditions à conserver un organe inutile.

Les arguments qu'on invoque en faveur de la néphrolithotomie sont surtout fournis par l'état de l'autre rein. La difficulté que l'on éprouve à se rendre un compte toujours exact de l'état du rein supposé sain, constitue déjà une raison suffisante, pour ne pas se décider d'emblée en faveur de la néphrectomie sans avoir préalablement pratiqué quelques-unes des explorations qui doivent fournir des indications précises à ce sujet. Et d'ailleurs alors même qu'au moment de l'opération, le rein opposé serait sain ou relativement sain, dans la suite il est susceptible de s'altérer à son tour et d'enlever au malade la seule source d'élimination qui lui reste. Telle fut l'histoire du malade de Clément Lucas, qui dut subir une néphrolithotomie sur le seul rein qui lui restait; telle est aussi l'observation récemment publiée par Shepherd[1] d'une malade qu'il avait opérée en 1885 par la néphrectomie d'une pyélonéphrite calculeuse. Jusqu'à la fin de 1888, elle n'avait été nullement malade; à cette époque, elle commença à présenter des signes de suppuration du rein pour lesquels elle refusa toute intervention nouvelle; elle mourut au mois de mai 1890. A l'autopsie on trouva le rein droit transformé en une poche fluctuante, contenant du pus et des calculs; l'uretère était oblitéré par un calcul. Si la malade n'avait pas été antérieurement privée de son rein gauche, même avec une fistule, il lui restait une chance de survie.

En revanche, aux avantages de la néphrolithotomie, il convient d'opposer ses inconvénients : ils tiennent surtout à la persistance d'une fistule urinaire ou purulente. La fistule expose à une nouvelle opération pour l'avenir, à la néphrectomie secondaire; dès lors pourquoi ne pas pratiquer dès le début une opération qui deviendra indispensable dans la suite.

C'est là un des graves arguments à formuler contre la néphrolithotomie dans les pyonéphroses : cependant l'observation et la statistique montrent que malgré sa fréquence la fistule n'est pas constante, et qu'elle guérit spontanément à la longue. De plus l'inconvénient d'une fistule, même persis-

1. Shepherd. *Med. Record.* New-York, 2 août 1890.

tante pour l'avenir, n'est rien en comparaison du danger que la néphrectomie fait courir au malade, si l'autre rein n'est pas absolument indemne. Avec la néphrolithotomie, l'anurie n'est pas à craindre : le rein opposé s'habituera peu à peu au fonctionnement nouveau qui lui est imposé, on l'observera plus facilement et on se décidera plus tard s'il y a lieu pour la néphrectomie secondaire. Si, par malheur, l'autre rein devient un jour malade, toute opération radicale deviendra impossible, et le malade gardera sa fistule. Mais on peut vivre avec une fistule et un autre rein malade; avec un seul rein altéré, la vie n'est pas de longue durée.

On reproche encore à la néphrolithotomie les opérations incomplètes au cours desquelles furent laissés dans le rein un ou plusieurs calculs méconnus. M. Guyon[1] a dans une clinique, en 1887, insisté sur l'importance de ces faits, et rappelant les observations incomplètes de Lucas-Championnière, de Le Fort, de Nicholson, d'Ollier, d'Elder, de Croft, il mentionnait à propos d'un fait personnel une particularité anatomique propre à certaines pyonéphroses : « La forme générale du rein se trouve notablement modifiée. L'augmentation de volume dont il est devenu le siège a déterminé l'incurvation de ses deux extrémités, qui tendent à enve

1. GUYON, *De la taille rénale. Ann. des maladies des org. génito-urin.*, 1887.

lopper dans une demi-circonférence toute la région du bassinet. L'organe s'incurve et prend une forme en fer à cheval. »

Cette disposition spéciale, sur laquelle insiste notre maître, explique aisément comment des calculs restent méconnus dans les extrémités du rein ; on ouvre la cavité centrale, on enlève les calculs qu'elle contient, mais on néglige les extrémités, les cornes repliées du rein : on croit l'exploration suffisante. et elle ne l'est pas.

A côté des opérations incomplètes, rapportées plus haut, nous en signalerons d'autres publiées depuis 1886. Herczel[1], Shepherd[2]. Morris[3] dans deux cas, Kümmel[4]. Havard[5], Lauenstein[6], Chavasse[7], Jenner Verall[8], Godlee[9] ont opéré par l'incision des pyonéphroses ou des pyélonéphrites, et l'opération a laissé méconnus dans le rein et l'uretère des calculs, qui furent plus tard expulsés par le malade, ou trouvés lors de la néphrectomie secondaire. ou à l'autopsie. Mais dans tous ces faits, l'exploration du rein n'a pas

1. HERCZEL. *Wiener med. W.*, déc. 1887. p. 1062, obs. III.
2. SHEPHERD. *Med. News*, 23 avril 1887.
3. MORRIS. *The Lancet*, 16 juin 1888, p. 1062.
4. KÜMMEL. *Centralb. f. Chir*, 1890, p. 329.
5. HAWARD. *Transact. of Clin. Soc.*, 1882, p. 117.
6. LAUENSTEIN, *Deutsch. Mediz. Woch.*, 1887, n° 26. p. 568.
7. CHAVASSE. *The Lancet*. 1887.
8. JENNER VERALL, *The Lancet*, fév. 1888.
9. GODLEE, *The Practitioner*. 1887.

été faite avec le soin désirable : on s'est borné à inciser le rein sur un calcul saillant, sans que l'exploration minutieuse ait été poursuivie jusqu'aux extrémités, comme le conseille M. Guyon, et dans toutes les loges secondaires suivant les préceptes qu'il a formulés. Ces faits ne prouvent donc rien contre le principe même de l'opération dont la valeur reste intacte. D'ailleurs, dans certaines circonstances, la néphrolithotomie devient une opération de nécessité, la néphrectomie étant rendue impossible ou dangereuse par les adhérences avec les organes voisins, la veine cave, l'aorte et le péritoine ; tels furent les faits de Billroth, de Braun où la mort survint par hémorragie au cours de l'opération : sur une pièce de M. Guyon, la veine cave adhère si intimement à la pyonéphrose calculeuse, que la néphrectomie eût été absolument impossible. Bureau[1] insiste sur ces difficultés de l'opération et conclut avec M. Guyon en faveur de la néphrolithotomie et contre la néphrectomie.

La néphrotomie conviendra donc à tous les cas de pyonéphroses calculeuses sans grand volume, sans destruction totale et complète du parenchyme rénal : la fistule à la suite n'est ni nécessaire ni inévitable. Dans un cas observé dernièrement par

---

1. BUREAU, *Traitement chirurgical des pyonéphroses*. Th. de Paris, 1889.

M. Guyon, la fistulisation ne dura que quelques semaines et la guérison spontanée se fit très rapidement. Il en sera ainsi lorsque l'uretère est perméable, et que les calculs sont la cause principale de la rétention. Au contraire la néphrectomie conviendra aux cas plus rares où l'on trouve un rein totalement désorganisé et incapable de fonctionnement pour l'avenir : l'imperméabilité de l'uretère plaiderait encore en faveur de la néphrectomie, à condition toutefois qu'il n'existe de l'autre côté aucune contre-indication.

Pour les tumeurs volumineuses, saillantes dans la cavité abdominale, la néphrectomie transpéritonéale se présente dans des conditions plus favorables que la néphrectomie lombaire. Terrier, Reclus et d'autres y ont eu recours plusieurs fois et avec succès.

Enfin entre ces deux méthodes doit prendre place dans certaines conditions très limitées la *néphrectomie partielle*, c'est-à-dire l'incision du rein, combinée à l'excision des seules parties malades.

Cette opération suppose des lésions limitées, et celles-ci sont bien rares : elle n'a été faite à notre connaissance que 4 fois pour calculs, 2 fois par Morris et une fois par Czerny[1]. Le quatrième fait appartient à Kümmel[2] : il excisa toute la partie

1. Cité par HERCZEL, *loc. cit.*
2. *Centralb. für Chirurgie*, 1890.

supérieure du rein, en empiétant sur le tissu sain, la plaie rénale fut maintenue ouverte par des sutures à la peau : on avait enlevé environ le tiers de l'organe. Il ne s'écoula jamais une seule goutte d'urine par la plaie ; et la malade fut parfaitement guérie, à part deux petits calculs laissés sans doute dans le rein et dont l'expulsion détermina des coliques néphrétiques quelque temps après. Il est inutile de faire remarquer combien rares seront les occasions d'imiter la conduite de Kümmel.

Je n'ai encore rien dit de l'*hydronéphrose calculeuse* : c'est une lésion d'une extrême rareté. Tous les faits connus et publiés jusqu'ici comme hydronéphrose calculeuse ne sont que des uro-pyonéphroses : le liquide est manifestement infecté et suppuré. Dans ces conditions, le même traitement qu'aux pyonéphroses pures leur est applicable. Les deux seuls cas, que je connaisse, d'hydronéphrose calculeuse vraie sont ceux de d'Antona[1], et de Steavenson et Butler-Smyth[2]. D'Antona tenta la néphrectomie, son malade guérit : Steavenson incisa le rein et parvint à extraire le calcul qui bouchait l'uretère, mais une hémorragie mortelle emporta le malade au bout de quelques jours. Dans un cas semblable M. Guyon, l'année dernière, tenta la néphrectomie transpéritonéale ; il s'agissait d'une

1. *Gazetta degli ospitali*, mars 1890.
2. *Brit. Med. J.*, 1889, p. 179.

énorme hydronéphrose, contenant plusieurs litres
de liquide et remplissant tout l'abdomen. La décortication fut facile et l'opération se fit dans de bonnes
conditions. Malgré cela la mort survint par anurie
au troisième jour : à l'autopsie, on trouva un
calcul qui s'était engagé dans l'uretère du côté
opposé et l'avait oblitéré.

La fréquence des lésions bilatérales dans la
lithiase rénale est telle qu'il faut toujours se défier
des lésions du congénère : et malgré la difficulté
qu'on éprouve à baser des indications précises sur
des faits si peu nombreux, on ne peut s'empêcher
de considérer la néphrectomie primitive comme
une opération hasardée et périlleuse, et la néphrotomie au contraire comme une opération plus sûre,
exempte de dangers. La néphrectomie d'emblée ne
convient qu'à ces énormes hydronéphroses pour
lesquels il n'y a plus à compter sur un reste de
parenchyme rénal.

IV

ANURIE CALCULEUSE ET CALCULS DE L'URETÈRE

Parmi les accidents provoqués par la migration
des calculs du rein vers la vessie, l'anurie a le
premier rang par la gravité qu'elle comporte et la
nécessité qu'elle impose d'une intervention hâtive.
L'anurie est produite ou occasionnée par l'arrêt

d'un calcul dans l'uretère : le traitement le plus rationnel doit donc s'adresser tout d'abord à l'obstacle uretéral qu'il s'agit de lever. Aussi tant au point de vue de là clinique que du traitement, l'étude de l'anurie est-elle inséparable de celle des calculs de l'uretère.

L'histoire de l'intervention dans l'anurie calculeuse et les calculs de l'uretère est de date relativement récente. La première opération remonte à 1882 : Thelen[1] au troisième jour d'une anurie complète pratiqua sur une malade une incision lombaire, qui mit à découvert la partie initiale de l'uretère : le calcul qui l'oblitérait fut avec de légères pressions ramené facilement jusque dans le bassinet et extrait. La malade guérit. La question vint à l'ordre du jour de la Clinical Society en 1885, à propos d'une observation présentée par Wilmott; Bennet May et Clement Lucas engagèrent formellement à intervenir dans les 48 premières heures pour enlever le calcul de l'uretère ou créer une fistule lombaire. Clément Lucas eut d'ailleurs à cette époque l'occasion de mettre ses principes en application, en pratiquant la néphrotomie lombaire sur une malade anurique, à laquelle il avait quelques mois auparavant enlevé un rein. En France, Mollière[2] (de Lyon) pratiquait un des premiers la

---

1. THELEN, *Centralb. für Chir.*, 1882, n° 2.
2. MOLLIÈRE, *Lyon médical.* 1885.

même opération et Reliquet en 1886 venait communiquer au congrès de chirurgie trois opérations pour anurie, non calculeuse il est vrai, mais suivies de guérison. Les opérations se multiplièrent; Bardenheuer, Lange[1], Parker[2], Godlee[3], Israël[4], Lucas-Championnière (1888) eurent l'occasion d'intervenir, de même que plus récemment Kirkham[5], Torrey[6]; et un fait tout récent de Twynam[7] est venu démontrer, contrairement à ce que disait Morris[8] en 1884, que la portion de l'uretère intermédiaire au détroit supérieur et à la vessie n'est pas inaccessible au chirurgien.

L'anurie calculeuse est ordinairement le résultat de l'occlusion récente d'un uretère par un calcul, alors que, depuis un temps plus ou moins long, l'autre rein a cessé de fonctionner, soit par suite d'une oblitération persistante de son uretère, soit par suite d'une altération profonde de sa structure (Merklen). Contre les altérations anciennes, la thérapeutique reste le plus souvent impuissante : mais contre l'obstruction récente on peut agir soit pour rétablir les voies naturelles d'élimination, soit pour

1. Lange, *Med. News*, 1886.
2. Parker, *Royal Med. and Chir. Soc.*, 1887.
3. Godlee, *Loc. cit.*
4. Israël, *Deutsch. med. Woch.*, 1888.
5. Kirkham, *Lancet*, 1889.
6. Torrey, *Loc. cit.*
7. Twynam, *Roy. Med. and Chir. Soc.*, 1889.
8. Morris, *Ann. J. of the med. Sc.*, 1884.

créer une voie artificielle, une fistule urinaire.

L'opération devient efficace dans ces conditions, mais seulement quand elle est faite à temps : d'après les observations que j'ai rassemblées, je trouve que l'anurie abandonnée à elle-même détermine la mort dans une proportion de 72 pour 100 : il ne reste donc à l'anurique que 28,5 pour 100 de chances de guérison. L'opération lui en donne 66 pour 100 ; ce chiffre est basé sur l'analyse de quatorze observations[1].

Mais pour être utile, l'intervention doit être précoce et précéder la phase urémique. La durée de la période de tolérance varie pour chaque malade, et on ne saurait en préciser les limites. Il est donc difficile, en voulant établir l'époque à laquelle il convient d'opérer, de sortir des limites de l'approximation. Toutefois je pense qu'au cinquième ou au sixième jour d'une anurie complète, il serait téméraire d'attendre une évolution spontanée, et c'est à cette date que l'opération me semble devoir être pratiquée. Mieux vaut opérer pour un calcul, qui se serait expulsé spontanément, que d'attendre en vain une terminaison spontanée. Israël conseille, avant d'intervenir, d'essayer l'effet d'une narcose chloroformique profonde et prolongée; malgré le succès qu'il obtint dans un cas par ce moyen, je ne conserve aucune confiance en la méthode.

1. LEGUEU, *De l'anurie calculeuse au point de vue chirurgical. Gaz. des hôpitaux*, 18 août 1891, n° 92.

L'intervention suppose la précision du diagnostic; or, dans un grand nombre de cas, il est très difficile, sinon impossible, d'arriver à un degré suffisant de certitude par les seuls signes fonctionnels et les antécédents des malades. On peut, au moins, à l'aide de ces données, arriver à quelques probabilités.

Le plus souvent l'anurie calculeuse survient dans les conditions suivantes : Un malade a eu dans son passé des crises avérées de coliques néphrétiques. A la suite d'une crise récente, dont les caractères et la localisation sont encore très présents à l'esprit du malade, les urines se sont supprimées. On trouve en même temps dans le flanc, du côté où le malade a éprouvé les dernières douleurs, ou une douleur persistante provoquée par la pression sur le rein ou sur le trajet de l'uretère, ou une tumeur lombaire de date et d'apparition récentes.

D'autres fois, l'anurie débute brusquement en pleine santé, sans aucun phénomène douloureux évident; le diagnostic devient très délicat ; l'exploration du malade fournira cependant quelques indications.

Le *palper* de l'uretère à travers la paroi abdominale ne donne de renseignements que pour la partie du conduit qui s'étend du bassinet au détroit supérieur. La sensation d'une induration limitée, une douleur sourde et réveillée par la pression, tels sont les indices d'un calcul uretéral. Il faut cependant savoir que l'uretère enflammé est plus sensible au niveau du détroit supérieur, parce qu'on le comprime sur un plan résistant (Le Dentu); de plus, il faut aussi savoir que la douleur uretérale de la colique néphrétique persiste pendant plusieurs jours après la descente du calcul, qu'elle s'atténue de haut en bas, et persiste encore dans la portion vésicale de l'uretère alors qu'elle a disparu à la portion supérieure (Guyon).

La palpation intra-pelvienne de l'uretère sera toujours pratiquée chez l'homme comme chez la femme. Chez l'homme, le toucher rectal a permis à Rawdon[1] de trouver un corps solide, fixe et immobilisé, qui n'était autre qu'un calcul. Chez la femme, l'exploration par le vagin fournira les mêmes renseignements. Morris[2], de cette façon, sentit sur une de ses malades un calcul enclavé dans la partie tout à fait terminale de l'uretère; il parvint à l'extraire par la vessie.

Le cathétérisme des uretères donnerait des renseignements précis s'il était praticable aisément: malheureusement malgré les perfectionnements récents de sa technique, il semble difficile que ce procédé d'exploration soit vulgarisé; il y a peu à compter de ce côté.

Aussi, pour parer à l'insuffisance des moyens

1. Rawdon, *Brit. Med. J.*, 1879.
2. Morris, *Amer. J. of the Med. sc.*, 1884.

précédents dans l'exploration de l'uretère, a-t-on eu recours plusieurs fois à des opérations sanglantes exploratrices. La cystotomie vaginale, la taille hypogastrique ont été pratiquées dans le but de pouvoir explorer les uretères.

Nous croyons ces opérations inutiles dans la grande majorité des cas : dans l'anurie, l'intervention, pour être efficace, doit être précoce et hâtive, et le chirurgien perdrait un temps précieux à pratiquer quelques-unes de ces opérations. Mieux vaut tout de suite avoir recours à une opération qui sera à la fois exploratrice et curative, s'il y a lieu.

Sur 23 cas, que j'ai relevés, d'oblitération uretérale, le calcul siégeait à l'extrémité supérieure de l'uretère 13 fois, 6 fois à son extrémité vésicale et 4 fois en son milieu. En ajoutant à ces 13 cas, où le calcul s'est arrêté dans le haut de l'uretère, 7 cas d'anurie où il est resté dans le bassinet, libre, mobile, non engagé, on trouve que 20 fois sur 30, c'est-à-dire dans la proportion des deux tiers, on a chance de trouver l'obstacle très haut et de le trouver par l'incision lombaire.

Pour fixer le diagnostic dans des cas où la localisation, sur un côté ou sur l'autre, n'était pas établie, on a eu recours à l'incision abdominale et à l'exploration intra-péritonéale. Cette incision abdominale, préconisée par les gynécologistes, par Thornton, par Lawton Tait, a l'avantage de permettre l'exploration des deux reins et des deux uretères. Cullingworth, Twynam et Hall[1] y ont eu recours récemment et avec avantage. Le premier eut le tort de vouloir ouvrir l'uretère à travers le péritoine; les deux autres, après avoir constaté à l'incision abdominale la présence d'un calcul, refermèrent le péritoine et incisèrent, le premier dans la région inguinale, le second dans la région lombaire, pour atteindre le corps étranger en dehors du péritoine; les deux malades guérirent.

Malgré ces avantages, l'incision abdominale ne me semble pas plus recommandable pour l'uretère que pour l'exploration des reins; Israël la condamne formellement, et je partage absolument son avis.

Les signes de localisation donnent souvent des renseignements moins vagues, et on n'est pas obligé de recourir à une opération pour établir le côté malade.

S'il existe un calcul dans l'extrémité inférieure de l'uretère, ce calcul sera toujours senti au toucher vaginal ou au toucher rectal. Si, au contraire, l'exploration de la partie inférieure n'a rien révélé qui indique la présence d'un calcul, on doit sans tarder pratiquer l'incision lombaire du côté où les douleurs anciennes ou récentes, spontanées ou provoquées, avec ou sans tuméfaction du rein, permettent une localisation même approximative. Cette

1. HALL, *Amer. J. of obstetrics*, 1890, t. XXIII, p. 1274.

incision sera exploratrice pour le rein et la partie supérieure de l'uretère, où l'on a le plus de chances de trouver le corps étranger; elle deviendra au besoin curative en permettant soit d'enlever le calcul, soit de créer une fistule lombaire, et de parer ainsi à la gravité imminente des accidents.

En somme, on peut réduire aux quatre cas suivants les conditions dans lesquelles il y a lieu d'intervenir pour l'anurie et les calculs de l'uretère.

1° *Le calcul est dans la portion pelvienne de l'uretère.* — Pour enlever un calcul de la portion pelvienne de l'uretère, quatre voies s'offrent au chirurgien.

Morris, en 1884, a suivi la voie vésicale; Ceci, en 1887, a incisé par le rectum. La taille hypogastrique semble préférable; MM. Le Dentu et Tuffier la conseillent de préférence; elle est certainement supérieure à l'incision par le rectum.

La voie sacrée n'a pas été employée encore, que je sache, sur le vivant: elle paraît de prime abord assez complexe, mais il est incontestable qu'elle permet l'abord de l'uretère dans toute l'étendue de sa portion pelvienne. Delbet, Cabot l'ont conseillée; l'avenir décidera du sort réservé à cette opération.

2° *Le calcul est senti dans la portion moyenne de l'uretère.* — C'est à l'incision inguinale qu'il faut avoir recours, comme Twynam l'a faite une fois et avec succès.

3° *Le calcul est senti dans la partie supérieure ou n'est pas senti à l'exploration.* — Si on sent un corps dur arrêté sur le trajet de l'uretère dans sa partie supérieure, on fera l'incision lombaire pour découvrir le rein et l'uretère. Il en sera de même si, malgré une exploration minutieuse, on ne trouve rien du côté du petit bassin, ni rien d'appréciable dans la portion moyenne de l'uretère. Il est, en effet, probable que dans ce cas le corps étranger s'est arrêté, soit à l'origine supérieure de l'uretère, soit dans sa portion tout initiale. Dès lors se trouve indiquée une incision qui permettra à la fois l'exploration du rein et de l'uretère et l'ablation du calcul.

Une fois mis à nu le rein et l'uretère, celui-ci sera exploré; si le calcul est découvert, il n'y a qu'à l'extraire par l'urétérotomie, la pyélotomie ou la néphrotomie. Si le calcul est fixe en sa situation et difficile à remuer ou à déloger, incisez directement sur sa saillie dans le sens de la longueur, après avoir autant que possible cherché à attirer l'uretère au bord de la plaie (Ralfe et Godlee), et terminez l'opération par la *suture* de l'uretère au catgut.

Si, au contraire, le calcul est mobilisable, cherchez par refoulement de bas en haut à le faire remonter dans le bassinet, et à l'extraire par une incision du rein, ou par une incision du bassinet. Thelen, Israël, Le Dentu, ont eu recours chacun une fois à cette manœuvre et ont extrait, par l'incision du bassinet, des calculs qui s'étaient engagés dans l'uretère. Sur un malade, dont il a communiqué l'observation à la Société de chirurgie, le 5 avril 1892, après avoir refoulé le calcul dans le bassinet, Tuffier préféra inciser le parenchyme rénal pour l'extraire; au septième jour le malade était guéri. Lorsque le bassinet est accessible, il me semble beaucoup plus simple d'opérer par la pyélotomie que par la néphrotomie. La suture du bassinet sera toujours faite à la soie fine ou au catgut.

Il est enfin des cas où, au cours de l'exploration, aucun calcul n'est trouvé; il n'y a plus qu'une ressource, c'est d'ouvrir le rein si le rein est malade, et il l'est presque toujours; ou d'ouvrir le bassinet pour créer une fistule. Lucas-Championnière l'a fait une fois : le malade guérit, et plus tard le calcul méconnu fut expulsé spontanément.

La même conduite serait à tenir si l'on se trouvait en présence d'une rétention rénale déjà ancienne et récemment compliquée d'anurie; l'ouverture du rein est à créer tout d'abord, elle permet de rechercher et d'extraire le calcul, s'il y en a; Desnos [1] a opéré dernièrement un malade dans ces

____

1. DESNOS, *Annales des Mal. des org. génito-urin.*, 1892, P. 588.

conditions, au septième jour d'une anurie complète; trois calculs furent extraits du bassinet, et le malade guérit de son anurie, de sa tumeur et de sa fistule. Toutes les fois qu'il existe une rétention rénale nettement constituée et secondairement compliquée d'anurie, c'est à la néphrotomie d'abord qu'on aura recours : en ouvrant le rein, on pare aux dangers imminents; l'obstacle uretéral devient ici secondaire, l'anurie n'est qu'une complication. C'est par la néphrotomie qu'il faut tout de suite agir.

Il en sera de même lorsque l'on voit après la néphrectomie survenir à une date éloignée des accidents d'anurie. C'est au rein qu'il faut aller tout d'abord pour l'ouvrir, débarrasser l'uretère des calculs ou dépôts purulents qui l'obstruent, et parer au moins au danger le plus immédiatement pressant en créant avec la fistule une voie d'excrétion pour les urines. Willy Meyer[1] vit survenir sur une malade au trente-neuvième jour après la néphrectomie des phénomènes d'anurie : au bout de trois jours, il ouvrit le rein et trouva l'uretère obstrué par du pus et du sang; se basant sur ce fait, l'auteur pose en principe la nécessité d'intervenir dans l'anurie post-opératoire et d'aller explorer l'état du seul rein restant.

---

1. WILLY MEYER, *Med. Record*, 6 fév. 1892.

V

PYÉLITES ET PYONÉPHROSES

PÉRINÉPHRITES

Ils sont relativement rares et peu nombreux les pyélitiques qui deviennent justiciables du traitement chirurgical : étant donnée la fréquence de cette complication au cours des inflammations vésicales, étant donné que presque tous les urinaires sont à un moment ou à un autre atteints d'urétéropyélite ascendante, la proportion est certainement restreinte de ceux chez lesquels se pose l'indication d'une opération rénale.

La pyélite évolue longtemps d'une façon lente, insidieuse. Des troubles digestifs légers, une sensibilité locale exagérée, et surtout la polyurie, et la pyurie sont les seuls symptômes qui la caractérisent. Tant que l'uretère reste perméable et les urines infectées, la pyélite persiste dans cet état, sans accident, sans complications. Toute la thérapeutique consiste à maintenir autant que possible l'évacuation urétérale facile et à modifier ou à aseptiser les urines. Les diurétiques répondent à la première indication : les antiseptiques répondent plus difficilement à la seconde. A cet effet on a employé à l'intérieur divers médicaments, tels que l'acide borique,

le biborate de soude (Terrier), le salol : les résultats n'ont jamais été très positifs ; nous-mêmes
avons donné à plusieurs reprises le salol jusqu'à la
dose de 9 grammes par jour, et je n'ai jamais vu
après l'ingestion de ces médicaments une amélioration évidente, persistante et indéniable. Leur
usage contribue peut-être à diminuer les chances
d'une infection à venir ; leur action n'est jamais
suffisante pour guérir une infection établie
(Guyon).

Dans les suppurations rénales l'indication d'une
intervention ne commence en réalité qu'avec la rétention : un jour ou l'autre, dans l'uretère infecté
et altéré la circulation se fait mal : des brides, des
valvules (Hallé) oblitèrent plus ou moins le calibre
du conduit, et la rétention paraît. Une tumeur se
développe dans le flanc, la pyonéphrose est constituée.

- Ces tumeurs acquièrent parfois un gros volume :
on les voit sortir de la fosse lombaire, déborder les
fausses côtes et devenir franchement abdominales.
Au palper, c'est une tuméfaction lisse et régulière,
rarement bosselée, mate en arrière, sonore en
avant : elle est tendue, rénitente sans fluctuation :
le contact lombaire est évident, et le ballottement
très appréciable.

Le volume toutefois n'est pas constant : il subit
des variations continuelles et périodiques. A de certains jours la tumeur devient plus dure, plus réni-

lente, plus tendue. En même temps sa sensibilité, faible ou nulle jusque-là, se développe au point que l'exploration en est difficile et douloureuse : le malade éprouve plus qu'une gêne ; c'est une tension dans le flanc, quelquefois des douleurs violentes et de vraies crises que l'on observe. Telle est la rétention rénale : si l'on examine les urines à ce moment, on les trouve absolument claires ou moins troubles, suivant que l'autre rein est sain ou peu malade. Le dépôt de pus si abondant qui la veille encore remplissait le fond du bocal a disparu, et la température subit une élévation constante de 1 ou 2 degrés. Après un ou deux jours au plus, l'obstacle cède, la débâcle s'opère, et une période de rémission fait suite à la crise : la tumeur sans disparaître devient moins sensible et moins tendue, les urines contiennent une grande quantité de pus, la température retombe à 37 degrés : la crise est terminée.

Ces crises de rétention reviennent plus ou moins souvent : dans leur intervalle, le rein ne se vide plus complètement et la rétention devient incomplète avec distension. A la longue l'état général s'altère gravement sous l'influence néfaste de ce foyer d'infection : la fièvre persiste rémittente mais continue, la sécheresse de la langue, l'anorexie, les vomissements, la diarrhée témoignent avec l'amaigrissement et la pâleur de la peau de la résorption purulente, qui se fait sur les parois de l'abcès rénal. Dès ce moment il faut agir : cet abcès rénal, il faut l'ouvrir et le drainer, comme on le fait d'un abcès chaud des parties molles.

D'ailleurs la suppuration ne reste pas toujours localisée au centre du rein : à toutes les périodes de la pyélite, la périnéphrite est susceptible de se développer. La tuméfaction devient alors plus appréciable, elle saille surtout à la région lombaire : du côté abdominal ses contours sont moins nets, moins faciles à délimiter ; la mobilité est nulle, et la fluctuation se transmet évidente d'avant en arrière. Entre la pyonéphrose et certaines formes de périnéphrite limitées le diagnostic est souvent très délicat ; il est quelquefois difficile de dire s'il agit de l'une ou de l'autre, et on ne sait pas toujours si le gros de la tumeur est constitué par le rein distendu ou par la périnéphrite concomittante. Toutefois dès que la suppuration est devenue manifeste, il est nécessaire d'agir vite pour éviter l'ouverture spontanée et les fistules qui seraient de celle-ci la conséquence naturelle.

Indications opératoires. — Avant d'en venir aux opérations sanglantes dans le traitement des suppurations rénales, il faut avoir préalablement essayé de modifier la lésion secondaire en traitant sa cause première. La cure d'un rétrécissement par l'uréthrotomie, l'évacuation régulière et méthodique et les lavages d'une vessie distendue chez un prostatique amènent parfois une amélioration très notable du côté du rein. Il y a longtemps que M. Guyon[1] insiste sur les avantages du traitement de la vessie pour l'amélioration des distensions rénales : la vessie est la gardienne des uretères ; si la vessie se vide, la circulation urétérale se fait plus facile, et le rein évacue son contenu. J'ai vu maintes fois des reins diminuer de volume après l'uréthrotomie, ou après l'usage répété des cathétérismes évacuateurs chez de vieux prostatiques infectés et distendus.

C'est dans le même sens et de la même façon que la cystotomie dans les cystites douloureuses agit quelquefois sur l'état des reins : la contraction presque permanente de la vessie, dans ces cystites graves et invétérées, fait obstacle à la fonction urétérale, et l'observation bien des fois a montré qu'après la taille, surtout chez la femme, le rein devenait moins gros, moins tendu, moins douloureux.

Le lavage des uretères serait susceptible encore d'agir d'une façon favorable, s'il était pratique et facilement réalisable. Nathan Bozeman[2] a conseillé de le faire à l'aide du procédé de *colpo-urétéro-cystotomie* dont il a donné la description.

---

1. GUYON. De l'influence du traitement des cystites sur les néphrites. (*Semaine médicale*, 1890, p. 529.)
2. *Amer. journal of the med. sc.*, mars et avril 1885, p. 255. Voir aussi DUNN SHERWOOD, th. Paris 1888.

« L'opération de Bozeman n'est qu'une simple colpo-cystotomie, non plus faite sur la ligne médiane, mais reportée latéralement au niveau de l'angle du trigône correspondant à l'uretère dont on se propose de mettre l'orifice à découvert. S'il lui donne le nom de colpo-urétéro-cystotomie, c'est que l'orifice vésical de l'uretère étant normalement très étroit, il n'hésite pas à l'inciser au bistouri dans son trajet vésical, pour faciliter l'introduction de sondes, dont le calibre permet d'obtenir un lavage efficace du bassinet. » (Bureau.)

Malgré les quelques succès obtenus par l'auteur, l'efficacité de cette opération est encore à démontrer et je ne pense pas qu'elle soit jamais appelée à entrer dans la pratique.

Mais un point reste acquis : c'est la nécessité avant d'en venir aux interventions directes sur le rein, d'agir toujours et dans tous les cas sur la cause, sur la cystite pour la traiter : si malgré cela le rein ne se vide pas complètement, si la rétention persiste incomplète avec distension, il faut faire plus, il faut agir directement sur le rein. Mais à quel moment?

On conseille de ne pas se presser, de voir et de surveiller les malades : on parle de cette malade de Todd chez laquelle la guérison serait survenue spontanée et complète au bout d'un certain temps à la suite d'un séjour au bord de la mer. C'est un fait isolé et partant sans valeur : s'il en est d'autres ils sont rares, et on est en droit de considérer les lésions rénales d'infection et de distension une fois constituées comme définitives. Elles persistent longtemps sans altérer beaucoup la santé des malades : il est des malades qui vont et viennent, vivent de la vie commune avec un rein énorme et sans s'en douter. Aussi est-ce beaucoup moins sur le volume de la tumeur que sur la marche des lésions, sur les accidents qu'elles déterminent qu'il y a lieu de se baser pour recourir à l'intervention (Guyon).

Suivant les cas, l'opération est *discutable, urgente*, ou *nécessaire* (Hartmann). Elle est *discutable*, on est autorisée à la différer momentanément lorsque l'obstruction est incomplète, lorsque la tumeur est peu douloureuse, qu'elle a diminué par suite de l'évacuation partielle de la poche dans la vessie; il en sera de même s'il n'y a pas d'accidents de résorption (fièvre, hecticité, diarrhée). Dans ces cas le traitement palliatif sera continué : repos, applications calmantes, régime léger, salol à l'intérieur : les révulsifs ont beaucoup d'action, la clinique depuis longtemps autorisait à le penser : les travaux de Renaut[1], les recherches anatomiques de Tuffier et de Lejars[2] l'ont expliqué en démontrant les connexions vasculaires qui existent entre la peau de la

---

1. RENAUT, *Académie de médecine*, p. 72, 1889.
2. TUFFIER et LEJARS, *Arch. de physiologie*, 1891, p. 55.

région lombaire et la circulation rénale. Grâce à ces moyens, on peut attendre, surveiller le malade, et se décider ultérieurement pour l'abstention ou pour l'opération.

L'opération est *urgente*, lorsqu'il existe des accidents d'anurie : dans ce cas, les lésions sont toujours bilatérales, il y a menace de mort imminente, il faut de suite opérer et sans tarder.

Ensuite, sans être urgente, l'opération est *nécessaire* si la rétention persiste à l'état aigu pendant quelque temps, s'il est démontré que dans l'intervalle des crises, l'évacuation de la poche ne se fait pas suffisante, si, en même temps, il se fait de la résorption se caractérisant par de la fièvre, des troubles digestifs et un affaissement correspondant de l'état général.

Enfin, en présence d'une collection périnéphrétique, il y a lieu d'opérer immédiatement et d'évacuer le pus.

Du choix de l'opération. — Pour le *phlegmon périnéphrétique* arrivé à suppuration, pour l'abcès périrénal, c'est l'incision large qui convient. Une incision lombaire étendue de la douzième côte à l'ilium conduit à la collection : dès que le bistouri a touché les aponévroses profondes, le pus se fait jour à l'extérieur. L'ouverture est agrandie en haut et en bas à toute la longueur de l'incision cutanée : le foyer est ainsi largement accessible. Les prolongements, s'il y en a, sont recherchés et mis en communication avec la cavité centrale ou avec l'extérieur par une contre-ouverture. Un lavage étendu avec une solution phéniquée faible achève de débarrasser la paroi du magma putride qui reste à sa surface. Si on trouve le rein, faut-il y toucher? Le rein est presque toujours le point de départ de la collection : il est le centre de l'infection, et on conçoit que des opérateurs comme Péan, Israël et Bobroff aient cherché à l'enlever immédiatement, ou à l'ouvrir. Mais en général dans le vrai phlegmon périnéphrétique le rein n'est pas si facilement accessible : il est au contraire effacé, il reste caché sous les débris de la paroi antérieure; on ne le voit pas, et souvent le mieux est de ne le point chercher, de drainer largement la cavité. Souvent tout s'arrange ainsi et les malades guérissent. Mais d'autres fois le rein entretient la persistance d'une fistule et il faut en venir plus tard à l'une de ces interventions que plus loin nous verrons.

Si, au contraire, au milieu d'une collection purulente le rein se montrait accessible, manifestement gros et distendu, la néphrotomie serait pratiquée séance tenante : il n'y a pas lieu de la différer, et la conduite devient très rationnelle.

Pour les pyonéphroses, le principe de l'intervention est accepté, mais quelle doit être cette intervention, ponction, incision ou extirpation?

La *ponction* est seulement un moyen de diagnostic pour les cas difficiles : comme méthode de traitement, elle est absolument insuffisante, et les quelques succès définitifs qui restent à son actif (Dieulafoy) ne suffisent pas à la relever du discrédit dans lequel elle est justement tombée.

La *néphrotomie* et la *néphrectomie* restent donc ici seules en présence.

Néphrotomie. — Les avantages de la néphrotomie sont très sérieux : il est facile de comprendre pourquoi. Au point de vue opératoire, avec la néphrotomie, on n'a pas à tenir compte des adhérences importantes que la tumeur a contractées avec les organes voisins. Quelque étendues et serrées que soient ces connexions, la néphrotomie est toujours une opération praticable et facile; il n'en est plus de même avec la néphrectomie.

La néphrotomie n'est pas moins bénigne dans ses suites opératoires : l'opération se fait avec un minimum de choc, on n'a pas à se préoccuper des altérations de l'autre rein, et le malade bénéficie toujours de l'évacuation d'une collection purulente, dont la résorption intoxiquait l'organisme. La mortalité opératoire s'élève tout au plus à 15 pour 100 (Tuffier); et chez les malades qui ne succombent pas, on retrouve presque toujours au lendemain de l'intervention une amélioration importante, qui se caractérise par l'abaissement de la température, le retour des fonctions digestives, le relèvement de l'état général. J'ai vu maintes fois des malades dont l'état paraissait si grave qu'on les considérait comme perdus revenir en quelques semaines, après la néphrotomie, à une vie presque normale et régulière ; et je ne saurais trop insister sur ces bénéfices si énormes que les malades les plus gravement compromis dans leur existence retirent constamment de la néphrotomie.

Ce résultat de l'opération n'a rien qui doive surprendre ; il s'explique facilement par l'évacuation de la collection septique qui infectait l'organisme, par la détente qui se produit de suite sur le rein distendu, et qu'affirme les jours suivants la grande quantité d'urine qui vient avec le pus inonder le pansement. Il s'explique aussi en ce que, le rein du côté opposé n'ayant plus à subir de congestion supplémentaire, l'équilibre de la fonction urinaire se rétablit à peu près ; une malade de M. Guyon qui ne rendait que 200 grammes d'urine avant l'opération vit dès le lendemain la quantité de ses urines s'élever à un chiffre presque normal.

Des fistules post-opératoires. — Le point noir de la néphrotomie réside tout entier dans les fistules que cette opération laisse à sa suite : elles sont en effet très fréquentes les fistules consécutives à la néphrotomie, et toutes les statistiques s'accordent pour le démontrer. Elles le sont même encore aujourd'hui que la perfection de la technique opératoire permet grâce au procédé de Guyon d'éviter la contamination de la loge périrénale. Ce sont le plus souvent des fistules purulentes. Leur durée est variable : il en est qui persistent 6 mois, 1 an ; d'autres sont encore ouvertes au bout de 2 ans et plus : il en résulte pour les malades une infirmité pénible contre laquelle il est nécessaire de remédier par une opération complémentaire : pourquoi dès lors ne pas en venir de suite, disent les partisans de la néphrectomie, à une opération complète et radicale, puisqu'il faudra un jour en venir secondairement à cet extrême ?

Ce serait un tort cependant de considérer comme voués fatalement à la fistule tous les néphrotomisés ; après 1 ou 2 ans, il en est beaucoup qui guérissent spontanément ou à la suite d'une ou plusieurs de ces petites interventions de circonstances, telles que le débridement, les cautérisations ou même la simple suppression d'un drain maintenu en place trop longtemps. Il me souvient au moins de trois malades néphrotomisés par M. Guyon, et dont la fistule avait été considérée comme définitive ; ils ont cependant guéri complètement et définitivement. M. Guyon[1] a réuni ces observations et bien d'autres encore dans un

1. GUYON, La plaie du rein dans les néphrotomies pour pyonéphroses. *Ann. génito-urin.*, 1893.

important travail où il cherche à envisager l'avenir des néphrotomisés. Des conclusions qui se dégagent de ce travail, il résulte qu'il est impossible de prévoir à l'avance celles des néphrotomies qui resteront fistuleuses et celles qui ne le seront pas.

Trois causes en effet ont été invoquées pour expliquer la persistance de la fistule après l'opération : le volume et l'ancienneté de la tumeur, l'imperméabilité de l'uretère.

Le volume ni l'ancienneté de la tumeur n'ont une grande importance : il est des tumeurs très grosses, il est des pyonéphroses très anciennes, qui guérissent cependant très vite à la suite de la néphrotomie : au bout de un ou de quelques mois la fistule s'oblitère d'elle-même. Je pourrais citer à ce sujet des exemples probants, et il est certain que l'on ne peut se baser sur aucun de ces éléments pour prédire à l'avance qu'il y aura fistule.

L'influence de la perméabilité de l'uretère a beaucoup plus d'importance. La perméabilité de l'uretère favorise beaucoup l'oblitération spontanée de la plaie du rein : dans des cas où elle fut nettement constatée, la fistule s'est fermée rapidement en 26 jours (Hendley)[1], en 27 jours (Lauenstein)[2],

---

1. *Brit. Med. J.*, 1889, p. 589.
2. *Deutsch. Med. Woch.*, 1887, p. 569.

en 2 mois (Desnos), en 5 mois (Ferreri, Guyon)[1], en
4 mois (Schwartz), en 6 mois (Quincke). Par contre
sur un malade opéré l'année dernière par M. Guyon,
la perméabilité de l'uretère avait été nettement
démontrée, et nous avions espéré une guérison
rapide : aujourd'hui, dix-huit mois après l'opération, la fistule persiste encore.

Il est certain toutefois que la perméabilité du
conduit urétéral autorise à porter un pronostic
favorable. Mais de ce qu'on constate une oblitération complète de l'uretère, il n'y a pas cependant à
conclure que la fistule sera persistante. A l'appui
de ce fait, voici les observations de Desnos, de
Petersen[2], d'Imlach[3], de Bouilly[4], de Reliquet[5], où
bien que l'uretère fût totalement oblitéré, la
fistule s'est fermée spontanément au bout de
14 mois, de 18 mois, de 2 ans, de 2 ans et demi,
de 5 ans. Quatre malades opérés par M. Guyon
ont guéri dans les mêmes conditions en 11 mois,
12 mois, et 4 ans. L'un d'eux ne fut guéri qu'après
l'ablation par Thiriar (de Bruxelles) d'un calcul
phosphatique qui s'était formé dans son trajet et
avait entretenu la suppuration. Dans ce cas, il est
probable que le moignon rénal finit par s'atrophier

---

1. Guyon, *Loc. cit.*, p. 668.
2. *Berl. Klin. Woch.*, 1880, p. 192.
3. *Brit. Med. J.*, 1889, p. 1225.
4. *Congrès français de chirurgie*, 1886.
5. *Thèse de Brodeur*, 1886.

complètement, par disparaître et c'est ainsi que la guérison survient à la longue.

Il est donc difficile de prévoir à l'avance parmi les malades ceux qui garderont une fistule et ceux qui guériront rapidement. La cicatrisation reste possible dans les cas où tout semblait faire croire à la persistance définitive d'une fistule : et il suffit souvent de beaucoup de patience et d'attention. il suffit souvent d'une opération palliative et insigniliante, telle que l'ouverture de l'orifice et le tamponnement de la cavité, la cautérisation du trajet. la suppression d'un corps étranger, pour voir l'oblitération définitive se produire.

La crainte de la fistule n'est donc pas toujours absolument fondée : si l'on veut faire de la fistule un argument contre la néphrotomie, les faits que nous avons rapportés font perdre à cet argument beaucoup de sa valeur et il est très légitime de conclure avec M. Guyon « que dans toute pyonéphrose la néphrotomie doit être préférée et qu'elle est le traitement de choix ». Précoce, elle s'adresse à des lésions moins accentuées, elle a plus de chance de trouver une loge rénale relativement intacte et non infectée. Mais là ne se bornent pas ses indications; elles s'étendent à tous les cas sans exception. qu'ils soient récents ou anciens : elle ne reconnaît aucune contre-indication. L'état général le plus alarmant ne suffit pas à contre-indiquer la néphrotomie, car c'est dans ces cas au contraire qu'elle donne les meilleurs et les plus brillants résultats.

Néphrectomie. — Au contraire de la néphrotomie, la néphrectomie ne convient qu'à des cas très limités, très exceptionnels ; elle n'est et ne sera jamais qu'un traitement d'exception : il est facile de le démontrer par l'étude des lésions et l'analyse des observations.

La gravité opératoire de la néphrectomie primitive dans les pyonéphroses est très élevée ; d'après la statistique de Newmann, la mortalité s'élève à 27 pour 100 pour les néphrectomies lombaires et 60 pour 100 pour les néphrectomies abdominales. Cette excessive gravité tient à plusieurs causes : dans les pyélonéphrites avec distension, les adhérences sont étendues, elles sont dues à la périnéphrite concomitante qui englobe et fusionne les organes voisins. Les adhérences à la veine cave, à l'intestin, au péritoine sont très fréquentes ; elles compliquent singulièrement le manuel opératoire, allongent l'opération et aggravent le traumatisme. Billroth, Périer ont déchiré la veine cave au cours de la néphrectomie ; Braun de même perdit sur la table un malade d'hémorragie dans un cas où la tumeur adhérait à la fois à la veine cave et à l'aorte, et Backer une fois déchira le côlon. La décortication est donc hérissée de grands dangers ; il est vrai que la néphrectomie sous-capsulaire ou la néphrectomie par morcellement mettent le plus souvent à l'abri de ces accidents opératoires ; mais ceux-ci ne sont pas les seuls à causer la gravité de la néphrectomie.

L'anurie est une des causes de mort les plus fréquentes après la néphrectomie. L'anurie survient quelquefois en l'absence de toute lésion du côté opposé; il en fut ainsi pour les opérés de Marsh, de Barlow et de Godlee ; il s'agit alors d'anuries réflexes, mais c'est une grande exception. Le plus souvent, il existe déjà des lésions du second rein, et ce sont ces lésions qui, en provoquant l'anurie, constituent le facteur principal de la gravité de la néphrectomie.

Si la néphrectomie, dans les pyonéphroses est beaucoup plus grave que dans les hydronéphroses. c'est parce que les lésions du second rein sont beaucoup plus fréquentes dans le second cas. L'infection ascendante qui part de la vessie et aboutit à la suppuration du rein est ordinairement bilatérale ; elle n'a pas de raisons de respecter l'un des uretères et elle envahit les deux reins, quoique à un degré différent. Dans les hydronéphroses au contraire la lésion est toute locale et reste telle : l'autre rein ne réagit que pour accroitre par une hypertrophie compensatrice sa suppléance fonctionnelle.

Ces lésions du congénère dans les pyonéphroses sont ainsi presque fatales et constantes, l'anatomie et la physiologie pathologiques le démontrent, mais en clinique elles ne sont pas toujours faciles à reconnaître : quand dans les crises de rétention, les urines sont absolument claires, sans doute on suppose que le second rein est sain ou relativement sain. Mais le plus souvent l'obstruction de l'uretère malade n'est pas complète même dans les crises; une petite quantité de pus descend du rein malade et vient troubler la totalité des urines, et l'examen de l'urine n'a plus ainsi la même valeur. Le seul moyen d'avoir des renseignements exacts sur l'état du second rein serait en réalité de pratiquer le cathétérisme de l'uretère et de recueillir directement le produit de sa sécrétion; mais ce moyen n'est ni pratique, ni à la portée de tout le monde, et dans l'impossibilité où l'on se trouve bien souvent de pratiquer ce genre d'exploration il persiste toujours un doute sur l'état de l'autre rein. De ce qu'à l'exploration minutieuse du rein vous ne constatez aucune sensibilité, aucune augmentation de volume, vous ne devez malheureusement pas en conclure à l'intégrité de ce rein. Thornton préconise alors l'opération abdominale, qui permet l'exploration des deux reins; je n'attache, pour ma part, aucune valeur à cette exploration. S'il y a une augmentation de volume de l'organe, la palpation la fait toujours reconnaître et il n'est pas besoin de faire la laparotomie; s'il n'y a aucune modification extérieure de l'organe, la palpation, pas plus directe que médiate, ne peut permettre d'affirmer l'intégrité de son parenchyme et de sa fonction.

Aussi, en l'état actuel des choses et étant donnée la bilatéralité si fréquente des lésions rénales dans les infections urinaires, la néphrectomie doit-elle rester une opération d'exception, les deux conditions qu'elle exige, l'intégrité absolue du rein opposé et un état général satisfaisant, étant rarement réalisées.

Le volume de la tumeur doit surtout guider dans le choix à faire entre la néphrectomie abdominale et la néphrectomie lombaire; la première convient seulement aux volumineuses tumeurs, aux pyonéphroses énormes. Pour toutes les autres, la voie lombaire est supérieure; elle met à l'abri de l'inoculation du péritoine, elle permet plus facilement d'éviter des adhérences dangereuses et de s'en tirer par la néphrectomie sous-capsulaire d'Ollier ou le morcellement de Péan.

Après la néphrectomie pour suppuration rénale, il persiste quelquefois une fistule. Ces fistules consécutives à la néphrectomie tiennent à l'état anatomique de l'atmosphère périrénale ou à l'infection de l'uretère. Autour de certaines pyonéphroses, la coque périrénale s'est épaissie, sclérosée, elle n'est plus apte à revenir après la néphrectomie sur elle-même; il semble que les interventions précoces mettraient à l'abri de ces fistules, qui guérissent toujours à la longue, à moins qu'il ne s'agisse de tuberculose.

D'autres fois, au contraire, c'est l'uretère infecté et dilaté qui est en cause ; la suppuration, dans ces cas, reste interminable malgré les lavages et la désinfection ; il en était ainsi sur un malade de M. Reynier, qui fut amené à proposer et à pratiquer l'urétérectomie. Sans aller jusqu'à faire la résection totale et primitive de l'uretère, en même temps que l'ablation du rein, il est toujours prudent d'explorer le conduit et de chercher à en enlever la plus grande partie, en dépassant, si possible, comme dans les uropyonéphroses par coudure urétérale, les limites de la coudure et de la dilatation. Le bout supérieur de l'uretère réséqué sera amené et fixé à la peau, et il sera plus facile ainsi de l'avoir sous les yeux et de le retrouver au cas où une intervention plus complète deviendrait un jour nécessaire de ce côté.

De la *néphrectomie partielle* il y a peu à espérer dans les pyonéphroses ; les lésions ne sont jamais partielles, et malgré l'opération récente de Waitz[1] qui enleva par la résection une partie du rein, je ne pense pas que des occasions se présenteront souvent qui permettront de suivre l'exemple de Waitz.

1. *Deutsch. Med. Woch.*, n° 14, p. 498, 1891.

VI

FISTULES RÉNALES ET PÉRIRÉNALES

Les fistules rénales ou périrénales sont une complication fréquente des suppurations du rein et de son atmosphère celluleuse. Suivant la cause qui les a produites, on les divise en traumatiques, spontanées ou opératoires.

Traumatiques, elles le sont bien rarement : c'est une grande exception qu'une plaie du rein devienne fistuleuse ; il faut pour cela la persistance dans la plaie d'un corps étranger, d'une balle, d'un fragment de vêtement ; en dehors de cette circonstance, la plaie rénale ne devient jamais fistuleuse, au contraire des plaies du bassinet et de l'uretère qui sont souvent le point de départ de fistules.

Spontanée, la fistule résulte de l'ouverture naturelle d'une collection rénale ou périrénale à l'extérieur (fistule réno-cutanée) ou à l'intérieur vers les cavités viscérales (fistules réno-bronchiques, réno-gastriques, réno-intestinales).

Ces fistules complexes sont plus rares de nos jours, où les suppurations rénales ne sont plus abandonnées aux hasards de leur évolution spontanée ; l'incision précoce, dès que la suppuration est établie, est le meilleur moyen de les éviter, et si la fistule persiste, elle sera seulement cutanée et ainsi plus facile à traiter.

Restent les fistules *opératoires*, celles-ci sont de beaucoup les plus nombreuses; elles sont consécutives à la néphrectomie ou à la néphrotomie.

A la suite de la néphrectomie on observe quelquefois, nous l'avons vu, des fistules qui tiennent à ce que la loge périrénale enflammée chroniquement et indurée ne revient ni assez vite, ni assez facilement sur elle-même; en général, elles ne sont pas de longue durée, et au bout d'un certain temps elles s'oblitèrent d'elles-mêmes. D'autres fois, c'est l'uretère qui entretient la fistule; l'uretère infecté et altéré continue après la néphrectomie à suppurer. Les injections modificatrices sont souvent impuissantes à déterminer l'oblitération du conduit, et on se trouve conduit à pratiquer dans ces conditions la résection totale de l'uretère, l'urétérectomie.

Après la néphrotomie, les fistules sont la règle pendant un certain temps, et nous avons vu aussi comment cette complication venait jeter un jour sombre sur les résultats éloignés de l'opération.

Parmi ces fistules consécutives à l'opération, il en est qui sont *intrarénales* et d'autres qui ne sont que *périrénales*; ces deux dernières sont aujourd'hui plus rares, grâce au soin que l'on prend de suturer le rein à la peau pour éviter l'inoculation de la loge rénale; elles sont inévitables cependant lorsque la suppuration de l'atmosphère graisseuse a précédé l'opération.

A. *Fistules périrénales.*

Une fistule périrénale persistante suppose nécessairement une cavité périrénale, suppurante, dont le drainage est insuffisant et dont les parois restent écartées. Il faut tout d'abord établir une ouverture large Essayez un débridement étendu qui permettra l'évacuation du contenu, le drainage de la cavité, l'extraction des corps étrangers s'il y a lieu; et souvent la fermeture définitive de la fistule sera la conséquence de cette opération complémentaire. M. Le Dentu[1], pour bien drainer une cavité étendue. eut recours une fois à *la trépanation de l'os iliaque* et passa à travers la perforation de l'os un gros drain dans la cavité de l'abcès. On sera rarement obligé d'en arriver jusque-là; le simple débridement de la fistule, la section des brides et des éperons qui cloisonnent les cavités périrénales seront complétées par le tamponnement avec des bandelettes de gaze iodoformée. et le bourgeonnement se fera de la partie profonde vers l'extérieur.

Lorsque des trajets fistuleux consécutifs à l'infection de la loge périrénale au cours d'une

---

1. Le Dentu. *Loc. cit.*, p. 590.

néphrotomie sont restés petits, isolables, on se
conformera à la pratique de Tuffier qui, par une
incision lombaire faite en plein tissu normal, alla
à la recherche du rein qu'il isola ; puis la fistule
fut extirpée ainsi que les clapiers situés à la partie
supérieure et inférieure du rein. Cette extirpation
des foyers périnéphrétiques n'est praticable que
lorsqu'ils sont très limités.

B. *Fistules rénales.*

Pour les fistules rénales, il y a lieu avant de
recourir à une opération sérieuse d'épuiser la série
des moyens plus simples qui ont réussi quelquefois.
Les injections modificatrices de nitrate d'argent.
de teinture d'iode devront toujours être tentées :
l'électrolyse échoue le plus souvent, je ne l'ai
jamais vu réussir. Dès que l'épreuve faite assez
longtemps de ces moyens simples a montré, avec
leur insuffisance, la tendance de la fistule à persister indéfiniment, il faut en venir au traitement
vraiment chirurgical. Les fistules tuberculeuses
en particulier n'ont aucune tendance à guérir et
elles sont seulement justiciables, à moins de
contre-indications, de la néphrectomie secondaire
précoce.

Voici une fistule non tuberculeuse qui résiste
à tous les pansements, que faut-il faire? Ou bien

la fistule rénale est urinaire, ou elle est purulente : l'examen du liquide, sa quantité, son analyse chimique permettront facilement de le savoir.

Fistule urinaire. — Le traitement à instituer dépend ici de deux conditions, de la perméabilité de l'uretère et de l'unilatéralité des lésions.

1° *La perméabilité de l'uretère*, on la voit quelquefois se rétablir à la suite de la néphrotomie, bien qu'elle ait été antérieurement partiellement obstruée. Elle se reconnait à l'aide d'injections de liquides colorés, que l'on introduit par la fistule à l'aide d'une seringue et qu'on retrouve rapidement dans la vessie. J'emploie ordinairement une de ces solutions antiseptiques colorées au bleu d'aniline : une sonde mise dans la vessie permet de recueillir immédiatement le liquide coloré et de voir d'après la rapidité avec laquelle le liquide coloré parait à l'extrémité de la sonde si la perméabilité est large et facile, ou défectueuse et incomplète. Cette méthode des injections a beaucoup plus de valeur que le cathétérisme rétrograde de l'uretère; mais elle n'est applicable qu'à une fistule assez étroite, pour que le liquide de l'injection ne puisse pas ressortir aussitôt par la plaie lombaire autour de l'embouchure de la seringue.

2° *L'unilatéralité des lésions* a tout autant d'importance. On recherchera donc l'augmentation de volume de l'autre rein, ou à son défaut sa sensibilité spontanée ou provoquée : la même exploration sera faite sur le trajet de l'uretère. L'analyse de l'urine, le dosage de l'urée, permettront toujours de savoir jusqu'à quel point l'autre rein a suppléé son congénère par l'hypertrophie compensatrice. Cette recherche aura une valeur absolue, si l'uretère est imperméable : sinon, le liquide sécrété par le rein malade se mélange à l'urine du rein sain, et il devient impossible de faire la part de ce qui revient à ce dernier. Dans ce cas il faudrait tenter le cathétérisme de l'uretère, ou, à son défaut, s'en rapporter aux résultats de l'exploration du rein.

Une fois ces données établies, voici la conduite à tenir.

L'uretère est perméable : il n'y a pas lieu dès lors de priver le malade de la sécrétion même atténuée d'un rein atrophié, il faut suivre le conseil que M. Guyon donnait en 1888 d'extirper le trajet fistuleux, et que Tuffier[1] réalisait l'année suivante. Voici comment ce dernier décrit son opération :

« 1° Je libère le rein par une incision lombaire à deux travers de doigt en avant de la fistule, incision parallèle au carré lombaire comme pour la néphrectomie. Cette incision est pratiquée loin de la fistule et de l'incision de la néphrectomie primitive de façon à évoluer dans une région souple et saine. J'aborde ainsi le rein que j'isole de sa

____

1. *Semaine médicale*, 18 déc. 1889.

capsule graisseuse et je sectionne ses attaches à la fistule. 2° J'avive alors le parenchyme rénal tout autour de la fistule et dans toute son épaisseur, puis je suture la plaie rénale par quatre points de suture au catgut passés en pleine substance et trois points superficiels de Lembert. 3° J'extirpe le trajet fistuleux cutanéo-musculaire et sa paroi, je mobilise mes deux lambeaux adhérents profondément, et je les suture en étages. La plaie se réunit profondément et superficiellement par première intention. »

Cette opération, difficile à exécuter quand les tissus périrénaux sont sclérosés au loin, exige l'asepsie aussi parfaite que possible du réservoir urinaire : elle n'est praticable que pour les fistules urinaires seules, ou devenues seulement urinaires après asepsie du rein et avec perméabilité de l'uretère.

L'uretère n'est pas perméable : si l'autre rein est sain, il n'y a qu'à pratiquer la néphrectomie secondaire; l'intégrité de l'autre rein est la condition absolue de cette opération. Si l'on a des doutes sur l'état de l'autre rein, il n'y a rien à faire, qu'à attendre la fermeture spontanée à la suite de ce travail de sclérose et d'atrophie dont nous avons parlé.

Fistule purulente. — La persistance d'une fistule purulente est due presque toujours à un écoulement insuffisant de pus au dehors. Il faut, par les débridements, chercher tout d'abord s'il n'existe pas dans la glande une cavité secondaire mal drainée, à côté de la cavité principale.

Et si ces tentatives répétées sont restées sans résultats, si l'autre rein par ailleurs est sain, la néphrectomie secondaire reste la seule ressource.

La néphrectomie est toujours dans ces conditions une opération difficile et dangereuse; le rein est enveloppé d'une gangue de sclérose au milieu de laquelle il est quelquefois impossible de le trouver. Les adhérences sont étendues à la veine cave, au péritoine et à l'intestin. L'ablation totale du rein est le plus souvent impossible, impraticable, et il faut se contenter de la néphrectomie sous-capsulaire, partielle ou par morcellement.

Si les deux reins sont malades, la néphrectomie n'est plus possible, et le malade est condamné à garder sa fistule.

VII

TUBERCULOSE RÉNALE

La tuberculose rénale a été longtemps considérée comme une lésion en dehors des ressources de l'art; les premières opérations furent tout accidentelles. Bryant en 1870, Peters en 1872, croyaient opérer un rein calculeux : le premier fit la néphrotomie, le second tenta la néphrectomie. Les deux malades moururent ; on reconnut après coup qu'il s'agissait de tuberculose.

Malgré ces insuccès, le premier pas était franchi : l'impulsion était donnée, l'exemple fut suivi, et le nombre est devenu considérable des tuberculoses rénales traitées par l'opération. Déjà les derniers ouvrages, ceux de Morris, de Bruce Clarke, de Newmann, de Le Dentu, les articles de Ris[1], de Bardenheuer[2], de Herczel[3], d'Israël[4], de Bureau, de Madelung[5] commencent à préciser les indications opératoires. Puis, après l'article de Tuffier dans le *Traité de chirurgie*, Vigneron, d'après les enseignements de M. Guyon, publie en 1892 le premier travail d'ensemble sur la question : depuis lors il n'y a plus que le mémoire de Falcklam[6] basé sur l'analyse de 56 observations.

Deux méthodes chirurgicales sont en présence pour le traitement de la tuberculose rénale, la néphrotomie et la néphrectomie.

1° Valeurs et résultats comparatifs de la néphro-tomie et de la néphrectomie. — Ces deux opérations

1. Ris, *Beit. zur klin. Chir.* 1890.
2. *Mittheilungen aus dem Körner Bürgerhospital.* 1890.
3. *Beit. zur klin. Chir.* 1890.
4. Israël, *Deutsch. med. Woch.* 1890, n° 51.
5. Madelung, *Archiv für klin. Chir.* 1891.
6. Falcklam, *Die Resultate der wegen Nierenphtisie vorge-nommenen Nephrotomien, und Nephrectomien.* Archiv f. klin. Chir. 1895. Bd. 75, p. 45.

envisagées au point de vue des résultats qu'elles donnent dans la tuberculose ne sont pas absolument comparables; la néphrotomie n'est jamais, ne sera jamais qu'une opération palliative. Une fois le rein ouvert et la suppuration évacuée, une fois grattées et évidées, les cavités tuberculeuses, le foyer primitif persiste toujours. On ne peut se vanter d'avoir détruit toutes les lésions, ni étouffé toutes les colonies bacillaires. Si des accidents urgents sont évités, si la rétention rénale avec ses crises douloureuses et l'infection secondaire de l'organisme est écartée, la tuberculose cependant n'est pas complètement éteinte, et les lésions, atténuées peut-être pour un temps, modifiées certainement dans leur évolution, continueront ou reprendront bientôt sur un terrain favorable leur marche constamment progressive. De plus, la persistance d'une fistule définitive exposera les malades à une infirmité pénible, ou les condamnera aux risques d'une néphrectomie secondaire.

Tout autre est la néphrectomie : elle est en principe et en fait une opération curative. Si elle est bien appliquée à temps à des lésions limitées, si le rein est seul en cause, avec le rein, l'opération supprime le foyer de tuberculose en activité. Le sujet sans doute conserve sa prédisposition, le terrain n'est pas modifié, mais le foyer est enlevé, et l'organisme y gagne d'être moins exposé à une infection ultérieure. Aussi la néphrectomie a-t-elle donné des guérisons. de vraies guérisons telles qu'il est permis d'en espérer en matière de tuberculose. A la suite de la néphrectomie. des malades tuberculeux du rein ont pu vivre de la vie ordinaire; ils ont pu se marier, des femmes fournir même les frais d'une grossesse, ou subir les risques d'une ovariotomie.

Ce sont là des guérisons complètes comme la néphrotomie n'en a pas encore donné : mais il ne faut rien exagérer, et ces guérisons à la suite de la néphrectomie sont vraiment l'exception. Il est certain, et Vigneron[1] le fait justement observer. que des malades ont été portés comme guéris. qui sont morts ultérieurement des lésions urinaires dont ils étaient affectés au moment même de l'opération. D'autres sont morts tuberculeux du poumon. qui étaient restés guéris de leurs lésions de l'appareil urinaire, et M. Guyon a bien raison de dire : « La néphrectomie pas plus que toute autre opération n'agit sur la tuberculose : en enlevant un foyer malade, le chirurgien ne peut avoir l'ambition de mettre pour toujours à l'abri de la tuberculose un individu qui y est prédisposé. »

Résultats immédiats. — Au point de vue de la

____

1. VIGNERON, *De l'intervention chirurgicale dans les tuberculoses du rein.* Th. Paris. 1892.

gravité opératoire, il existe des différences importantes entre les deux opérations.

Vigneron trouve pour la néphrectomie primitive une mortalité de 40 0/0 : la néphrotomie au contraire n'a qu'une mortalité opératoire de 12 0/0.

La statistique de Tuffier, il est vrai, n'accuse pour la néphrectomie que 28 pour 100 de mortalité, ce qui est aussi le chiffre de Falcklam. Parmi les décès qui sont imputés à la néphrectomie, il en est d'ailleurs dont l'opération n'est pas absolument responsable. Il en est qui concernent des individus débilités, dont l'état ne comportait plus un traumatisme aussi sérieux. Chez d'autres, on a méconnu des lésions importantes de l'autre rein, et la mort est survenue par anurie.

Débarrassée de ces cas encombrants, qui n'auraient pas dû figurer dans le cadre de la néphrectomie, cette opération deviendra certainement moins grave ; réduite à des indications qu'il faut désormais étudier et préciser avec plus de soin, la néphrectomie se présentera en principe comme l'opération de choix, et la néphrotomie restera une opération de nécessité.

Pour celle-ci, la gravité immédiate est réellement minime, de beaucoup inférieure à celle de la néphrectomie. Mais à longue échéance la mortalité sévit aussi beaucoup sur les néphrotomisés ; l'opération n'y est alors pour rien, les malades meurent de leurs lésions aggravées, ce qui est d'autant moins surprenant que la néphrotomie bénéficie surtout des cas graves et avancés, de ceux qui ne sont plus du ressort de la néphrectomie.

2° *Indications et contre-indications. Choix de l'opération.* — La tuberculose du rein est primitive ou secondaire : secondaire, elle succède à la tuberculose de la vessie, dont elle est l'aboutissant ultime ; primitive, elle débute par le rein : le rein est le premier et le seul atteint, c'est une tuberculose absolument locale.

Primitive ou secondaire, il y aurait avantage à la diagnostiquer de bonne heure. Mais à ses débuts, la tuberculose rénale n'est pas facile à reconnaître ; quand elle succède à l'envahissement de la vessie, ses symptômes propres disparaissent au second plan derrière les manifestations vésicales, la lésion rénale reste latente jusqu'au jour où une augmentation de volume, avec des douleurs locales, appelle de ce côté l'attention.

Quand elle est primitive, ou bien quand les symptômes vésicaux sont nuls ou peu marqués, les difficultés sont encore plus sérieuses. Les formes *douloureuse* et *hématurique* de la tuberculose rénale, dont Tuffier[1] a publié quelques exemples, ne

---

1. TUFFIER, *Des formes cliniques de la tuberculose rénale, Ann. des mal. des org. gén.-urin.,* juillet 1895, p. 197.

sont pas assez définies pour qu'il soit possible de les reconnaître à l'avance. Même dans les formes ordinaires les douleurs lombaires dont se plaignent les malades, les hématuries répétées dont ils sont atteints, la pyurie, tous ces signes isolés ne sont pas caractéristiques. Mais leur association dans certaines conditions suffit cependant à établir de grandes probabilités.

L'augmentation de volume du rein coïncidant avec des douleurs lombaires, des hématuries fréquentes et surtout la pyurie chez un sujet sans infection préalable antérieure, constituent une bien grande présomption en faveur de la tuberculose rénale. La suppuration qui se développe dans l'arbre urinaire sans infection antérieure, sans blennorhagie, sans cathétérisme, est due neuf fois sur dix à une tuberculose localisée, et la spontanéité de la suppuration a dans l'espèce une valeur de premier ordre. Enfin la présence en un autre point de l'appareil génito-urinaire, dans la prostate, les vésicules séminales ou les épididymes, de noyaux, d'indurations limitées sont des facteurs importants avec lesquels il y a toujours beaucoup à compter.

D'ailleurs il est encore un élément à rechercher, c'est la présence dans l'urine de bacilles. Les bacilles manquent souvent, ou du moins on ne les trouve pas toujours. Mais de ce qu'ils ne sont pas trouvés dans l'urine, il ne faut jamais conclure qu'ils n'existent pas, et on devra toujours compléter par des inoculations au cobaye l'examen des urines. L'inoculation dans la tuberculose réussit presque toujours, alors même que la recherche des bacilles est restée négative.

Il y a donc dans ces recherches expérimentales une donnée de grande valeur, dont on ne doit pas se passer dans les cas douteux : elle est la seule qui permette quelquefois de distinguer un rein tuberculeux d'une pyélonéphrite simple ou en rétention.

La tuberculose étant reconnue, peut-on compter sur une guérison spontanée. En général la tuberculose rénale évolue progressivement vers la destruction de l'organe et l'infection de l'organisme. On observe de temps en temps des exemples de guérison spontanée par transformation crétacée ou fibreuse de l'organe ; ce sont le plus souvent des trouvailles d'autopsie. J'ai déposé moi-même au musée de Necker une pièce de tuberculose latente du rein, dans lequel la transformation lipomateuse de l'organe était presque complète et l'uretère oblitéré. Albarran en a opéré une autre cette année; l'uretère était oblitéré et le rein totalement transformé en vraie bouillie caséeuse. Ces faits sont rares : ils suffisent à prouver toutefois que la tuberculose rénale peut guérir et guérit quelquefois, mais ils sont l'exception et la règle c'est que l'affection abandonnée à elle-même s'aggrave en vieillissant.

Des accidents de rétention se produisent un jour comme dans les pyélonéphrites simples; la pyonéphrose tuberculeuse s'établit avec des phénomènes d'intermittence plus ou moins marquée, et c'est une des complications contre laquelle on a le plus souvent l'occasion d'intervenir. L'hydronéphrose tuberculeuse a aussi été observée; elle est consécutive, en général, à une oblitération de l'uretère par urétérite tuberculeuse; c'est un accident beaucoup plus rare, et difficile, sinon impossible, à reconnaître avant l'incision.

La suppuration prolongée, l'insuffisance rénale finissent à la longue par altérer profondément la santé, et la cachexie survient, qui emporte bientôt le malade.

Aussi n'y a-t-il pas lieu d'attendre beaucoup : quand le diagnostic est posé, on n'a pas à espérer un bénéfice suffisant du traitement général, et il faut agir avant que les lésions ne soient accentuées et l'état général profondément altéré.

Le principe de l'opération étant admis, reste à faire le choix de l'intervention d'après les caractères de la lésion et l'état du malade.

Néphrectomie. — La néphrectomie ne convient d'abord qu'aux tuberculoses rénales observées au début de leur évolution; une des conditions de son efficacité, c'est sa *précocité*. Elle n'entre donc en ligne de compte que lorsqu'on a la chance de voir le malade et de faire le diagnostic à une époque assez rapprochée du début des accidents. Attendre, ce serait s'exposer à des accidents de généralisa tion ou de septicémie, contre lesquels on ne pourrait plus agir avec la même énergie. Le moment le plus propice à choisir est celui où la santé commence à s'affaiblir, les forces à diminuer, l'appétit à baisser; c'est à ce moment que la lutte de l'organisme contre la tuberculose va devenir inégale.

Les *contre-indications* de l'opération sont fournies par l'état général ou par les lésions viscérales concomitantes.

Tant que l'*état général* n'est pas gravement compromis, la néphrectomie reste absolument indiquée: elle cesse de l'être dès que l'affaiblissement du malade, son amaigrissement, un certain degré de cachexie, la fièvre rémittente ou continue témoignent de la déchéance fonctionnelle de tout l'organisme. Dans ces conditions, le malade n'est plus en état de subir un traumatisme grave comme celui de la néphrectomie et ce serait s'exposer à un échec fatal que de tenter l'ablation du rein.

Les *lésions viscérales* sont aussi, dès qu'elles existent, une contre-indication formelle à la néphrectomie. La tuberculose pulmonaire, par exemple, doit éloigner à tout jamais l'idée d'une opération radicale.

En est-il de même de la tuberculose vésicale? Sur ce point les avis sont partagés; Israël est absolument d'avis d'opérer quand la tuberculose vésicale est récente et limitée. Verneuil, Le Dentu sont du même avis : une de leurs malades restait encore guérie au bout de sept ans et demi, en dépit d'une légère cystite tuberculeuse qui semblait exister déjà au moment de l'opération. On connait d'autres exemples de guérisons qui se sont maintenues plusieurs années ; il s'agissait le plus souvent de lésions vésicales atténuées, légères, insignifiantes.

Je ne pense pas, pour ma part, que des lésions vésicales légères, peu marquées, constituent à l'opération radicale une contre-indication formelle : la tuberculose purement rénale est une rareté. Si la vessie est très atteinte, s'il existe une cystite grave, invétérée, il est évident qu'il n'y a rien à espérer de la néphrectomie. Mais si les symptômes vésicaux sont assez peu accentués pour qu'on croie au premier abord à des phénomènes surtout réflexes, si la sensibilité vésicale est peu développée, et si à l'endoscope on ne trouve que peu de lésions, je partage absolument l'avis d'Israël et je ne crois pas qu'il y ait contre-indication à enlever le rein. Après la néphrectomie, la vessie sera traitée pour ses propres lésions, et il est bien probable qu'elle bénéficiera à l'avenir de ne plus recevoir les produits septiques déversés du rein malade.

Les *lésions du second rein*, qu'elles soient tuberculeuses ou non, constituent un obstacle formel à la néphrectomie. Mais de ce qu'on trouve à l'examen une augmentation de volume du second rein, il n'y a pas à conclure absolument qu'il est altéré. Sans doute la tuberculose est souvent bilatérale, mais l'augmentation de volume traduit souvent aussi une hypertrophie compensatrice, et on doit distinguer l'une de l'autre. S'il y a hypertrophie, le volume n'est jamais beaucoup augmenté: le rein déborde rarement le rebord costal de plus de deux ou trois travers de doigts. Dans les pyélonéphrites, il est plus gros. L'analyse de l'urine montre le taux de l'urée normal ou voisin de la normale. Stephen Mackenzie, Barlow, Mac Cormac, Guyon accordent dans ces circonstances une grande confiance au dosage de l'urée, et Czerny, dans un cas, se décida à la néphrectomie en s'appuyant sur les résultats de ce dosage.

Enfin l'examen cystoscopique, lorsque l'état de la vessie le permet, montre la limpidité ou la purulence de l'urine émanée du second rein; et la constatation de lésions tuberculeuses autour de l'embouchure de l'uretère fait présager de la nature tuberculeuse de la pyélonéphrite. Newmann, cité par Vigneron, allait enlever un rein tuberculeux lorsque, pratiquant le cathétérisme de l'uretère, il trouva des bacilles dans l'urine du second rein: il s'abstint, et quelques mois après le malade mourait avec deux reins tuberculeux. Le cathétérisme de l'uretère, l'examen endoscopique au moins du jet urétéral, auront donc grande importance pour définir la nature d'une faible augmentation de volume du second rein, et pour faire adopter ou rejeter la néphrectomie.

. En résumé, la néphrectomie est formellement contre-indiquée dans les trois conditions suivantes :

1° État général gravement atteint, bien que les lésions soient limitées à un seul rein ;

2° Dissémination des lésions sur les poumons ou sur la vessie (cystite douloureuse) ;

3° Lésion quelconque, confirmée ou seulement probable, du second rein.

La néphrectomie étant décidée, on a le choix entre la voie abdominale et la voie lombaire. Les mêmes considérations sont applicables ici, qui ont été déjà développées à propos de la néphrectomie dans les pyonéphroses. La voie abdominale, malgré les préférences de quelques-uns, est plus grave que l'autre, elle expose plus à la septicémie, à la péritonite ; avec elle, le drainage est moins facile et le choc plus intense. Les avantages qu'on lui reconnaît de permettre l'exploration de l'autre rein, de faciliter la pose des fils sur le pédicule, sont ou théoriques ou exagérés ; elle ne convient qu'aux énormes tumeurs ; celles-ci sont, en matière de tuberculose, la grande exception.

La néphrectomie lombaire est le procédé de choix. L'incision oblique donne beaucoup de jour ; prolongée vers la crête iliaque et la région inguinale, elle permet de suivre l'uretère sur une partie de son trajet et de le réséquer s'il est induré, dilaté, atteint d'urétérite scléreuse ou tuberculeuse.

Néphrotomie. — On n'a pas souvent l'occasion de voir les malades à une époque assez rapprochée du début de l'affection pour que la néphrectomie soit encore réalisable dans de bonnes conditions. Que l'affection soit déjà ancienne ou que les lésions aient été dès le début généralisées, les malades, lorsqu'ils se présentent, ne sont plus justiciables que de la néphrotomie; aussi, bien que la néphrectomie reste en principe l'opération de choix, a-t-on en réalité beaucoup moins souvent l'occasion de la pratiquer que la néphrotomie. Le récent plaidoyer de Falcklam en faveur de la néphrectomie, qu'il conseille dans les cas même les plus avancés, ne changera pas l'opinion courante sur les dangers de cette opération à une époque tardive.

Voici un malade en puissance de tuberculose rénale; la santé générale est déjà profondément et sérieusement troublée; la pâleur des téguments, l'amaigrissement prononcé, les troubles digestifs, la fièvre attestent une infection générale. Le rein est gros; il fait tumeur, ou bien il existe des accès franchement caractérisés de rétention avec ou sans périnéphrite tuberculeuse. La néphrectomie serait fatale; en ouvrant le rein, en grattant et cautérisant toutes les cavités tuberculeuses, on va tout de même au but, qui est de prévenir ou d'arrêter les accidents douloureux de rétention, de supprimer ou d'atténuer la source d'une infection établie.

A la suite de la néphrotomie, les malades reviennent vite à la santé; c'est merveille de voir avec quelle rapidité se remettent, après la néphrotomie, des malades que la gravité de l'état général semblait condamner à une mort prochaine. J'ai été plusieurs fois témoin de ces améliorations extraordinaires et imprévues, que la néphrotomie apportait en des cas désespérés de tuberculose.

La néphrotomie est donc susceptible de rendre de grands services aux malades toutes les fois que la néphrectomie est impraticable. Quelque prononcé que soit l'affaiblissement du malade, quelque étendues que soient les lésions, qu'il y ait ou non tuberculose viscérale, qu'il y ait ou non des lésions manifestes du rein opposé, la néphrotomie agira toujours pour relever l'état général et modifier le foyer rénal. Le bénéfice de l'opération s'étend jusqu'à la vessie pour diminuer sa contractilité, pour atténuer la fréquence et la douleur réflexe des mictions; il s'étend même jusqu'au rein opposé, dont la congestion diminue à la suite de l'opération.

La technique de la néphrotomie dans la tuberculose rénale ne présente rien de spécial; une fois ouvert le rein et évacué le foyer de suppuration, il faut chercher et creuser toutes les cavernes. C'est ici que le travail d'unification de la poche a une vraie signification; c'est ici surtout qu'il faut s'attacher à transformer toutes ces cavités secondaires en une cavité unique, largement ouverte à l'extérieur. Les parois en sont grattées, curettées à la gaze iodoformée, afin de détruire toutes les colonies et d'enlever toutes les masses caséeuses. Puis le rein est fixé définitivement à la peau, pour éviter l'inoculation de la loge périrénale.

A la suite de la néphrotomie, une fistule persiste toujours; il n'y a pas à faire valoir en faveur de la néphrectomie les inconvénients de cette fistule permanente, puisque la néphrotomie ne s'adresse qu'aux malades trop compromis, aux lésions trop accentuées. C'est déjà bien beau comme résultat si le dénouement fatal est éloigné à plusieurs mois, et la fistule ne sera qu'une bien faible infirmité en comparaison du bénéfice acquis. D'ailleurs, si le malade se remonte vite après la néphrectomie, si les forces reviennent en même temps que les lésions s'atténuent, la néphrectomie secondaire est là pour supprimer et le rein et la fistule.

Néphrectomie secondaire. — Celle-ci, en effet, est appelée aussi à rendre de grands services. Un individu dont l'état général très compromis rendait impossible une opération radicale, a été opéré de néphrotomie, et très amélioré; les forces reviennent et l'appétit renaît, la vie semble reprendre, mais la fistule persiste toujours. Faut-il escompter plus loin les bénéfices de la néphrotomie, et attendre avec la fermeture de la fistule une presque guérison. Non : les résultats si favorables de la néphrotomie ne durent pas. Après quelques mois, le malade se remet à maigrir, l'appétit se perd et l'état général s'abaisse. Abandonné à lui-même, il va perdre peu à peu ses forces, et la mort ne tardera pas à venir.

Il n'y a pas à attendre jusque-là ; il faut, tout au contraire, profiter de ces quelques mois d'amélioration que procure la néphrotomie pour tenter la néphrotomie secondaire *précoce* avant la phase ultime, et dans des conditions encore satisfaisantes. Le grand avantage de la néphrotomie aura été de relever les forces du malade à une période où toute autre opération appelée au même but était impossible, impraticable : on aura ainsi gagné du temps, et on pourra observer attentivement le fonctionnement de l'autre rein jusqu'alors redouté comme suspect.

Au clinicien de saisir désormais, pour opérer à nouveau, le moment précis où le malade, après avoir bénéficié de l'incision rénale, va perdre de ses forces et décliner. En général, il ne faut pas laisser plus de deux mois entre les deux interventions, c'est la limite approximative que fixe Tuffier ; Schmidt[1] est du même avis ; sur un de ses malades

---

1. Schmidt, *Munch. Med. Woch.*, 1892.

il a pratiqué au bout de deux mois la néphrectomie secondaire, et l'a guéri.

Attendre plus tard, c'est s'exposer à voir les lésions tuberculeuses trop étendues et l'altération du second rein aggravée, à trouver des adhérences locales serrées et étendues ; et actuellement presque tous les chirurgiens, Kuester, Czerny, Max Schede, Gersony, Guyon, sont d'accord pour reconnaitre la valeur de la néphrectomie secondaire précoce telle que nous l'avons définie.

Les difficultés opératoires créées par les adhérences, qui seraient plus fortes après la néphrotomie, ne sont pas toujours ce que l'on pourrait craindre. Ces difficultés ne sont pas mentionnées par la plupart des opérateurs ; Czerny et Bergmann trouvent même la néphrectomie secondaire plus facile.

Quand les adhérences sont marquées, et la périnéphrite scléreuse très développée, on a encore la ressource de faire la néphrectomie sous-capsulaire. Bergmann, Bardenheuer, Tuffier, Duret et d'autres y ont eu recours dans des cas où la périnéphrite intense rendait véritablement impossible l'extirpation du rein avec sa capsule. L'ablation du rein se fait plus facilement ; la cavité qui en résulte est tamponnée à la gaze et la plaie fermée partiellement. Cette opération cependant n'est pas exempte de quelques inconvénients : la suppuration de la coque rénale est parfois l'origine de fistules interminables, qui tiennent souvent à l'infection tuberculeuse par les foyers méconnus ou laissés intacts. Pour les prévenir, il est bon de gratter le plus possible à la curette tout ce qu'on laisse de coque rénale.

Quel que soit le procédé adopté, il est également bon de chercher toujours à réséquer de l'uretère la plus grande partie, en ayant soin d'amener l'orifice supérieur à la peau et de l'y fixer par quelques points de suture. Si la suppuration persiste quelque temps dans le conduit, il sera ainsi plus facile de l'aborder et d'agir directement par des injections antiseptiques ou caustiques.

VIII

DES HYDRONÉPHROSES

Avec l'hydronéphrose nous entrons dans le domaine des rétentions rénales aseptiques : l'hydronéphrose est constituée par la dilatation du bassinet, des calices et du rein ; mais c'est une dilatation aseptique, très différente par conséquent de la pyonéphrose, c'est-à-dire de la rétention rénale et infectée purulente. Cette notion de la virulence ou non du liquide est la base de la distinction fondamentale à établir entre ces deux sortes de rétention.

Entre la pyonéphrose vraie constituée par l'accumulation d'un pus épais et phlegmoneux au centre d'un rein abcédé, et l'hydronéphrose, il est cependant des stades intermédiaires qu'il faut classer. Il est par exemple des rétentions constituées par un liquide encore limpide dans lequel la présence des leucocytes ou des microorganismes suffit à témoigner de l'infection : ce n'est plus dès lors de l'hydronéphrose : et théoriquement il faudrait dire pyonéphrose. Mais anatomiquement les deux lésions ne sont pas cependant comparables; cette vaste poche, produit d'une hydronéphrose avec une infection légère, ne ressemble pas au rein distendu par le pus des abcès rénaux ; l'élément infectieux est ici secondaire, la distension mécanique est l'élément principal. Ce sont des hydronéphroses que l'on dit infectées, parce qu'il faut encore conserver dans leur dénomination la notion de la première étape qu'elles ont parcourue : M. Guyon les appelle avec beaucoup plus de raison des *uropyonéphroses*. Cette variété est celle que l'on observe le plus souvent avec un liquide plus ou moins infecté et troublé. Si l'on restreignait l'hydronéphrose à la seule définition donnée, il faudrait s'attendre à ne presque jamais la rencontrer, tellement est rare cette persistance de l'asepsie du liquide en présence des conditions si favorables faites à une infection même légère par une rétention persistante.

Avant d'entrer dans l'étude de la thérapeutique chirurgicale de l'hydronéphrose, il nous parait nécessaire de développer quelques notions indispensables sur les causes et l'évolution de cette affection. Le traitement à instituer s'adresse en effet suivant les cas à la cause ou à la lésion et il faut connaitre l'une et l'autre.

La pathogénie de l'hydronéphrose a suscité en ces derniers temps plusieurs travaux importants : je mentionnerai spécialement le travail de Landau[1], le mémoire de Terrier et Baudouin[2], et la thèse d'Arnould[3], qui ont surtout bien mis en relief les rapports du rein mobile avec l'hydronéphrose dite intermittente.

Tout obstacle au cours de l'urine sur le trajet de l'uretère force la dilatation du bassinet et devient une cause d'hydronéphrose. Suivant que l'obstacle est congénital ou accidentel, l'hydronéphrose est elle-même congénitale ou acquise.

Congénitale, elle est due à un arrêt de développement de l'uretère : l'uretère manque, il est imperforé, il est rétréci par coudure, par valvule, ou par insertion oblique au bassinet. Un abouchement anormal de l'uretère à la vessie aurait les mêmes conséquences, et des anomalies vasculaires

1. Landau, *Berl. Klin. Woch*, 1888, p. 541 et 568.
2. Terrier et Baudouin, *Rev. chir.*, 1891.
3. Arnould, Th. Paris, Steinheil, 1891.

ont été vues quelquefois comprimant l'uretère. Ces hydronéphroses congénitales seraient beaucoup plus fréquentes qu'on ne le croit généralement (Arnould) ; de plus, elles seraient très souvent bilatérales.

Le Dentu sur 20 cas trouve 15 fois la bilatéralité, et Wagner, en rapportant deux observations, insiste également sur ce point très important pour le traitement.

Dans l'hydronéphrose *acquise*, on range communément l'hydronéphrose *traumatique* : on a donné ce nom à des collections liquides, qui se développent dans le flanc à la suite d'une contusion. Dans les cas où pour les besoins d'un diagnostic hésitant, on a fait une ponction, on a retiré un liquide qui ressemblait à de l'urine. On fut ainsi amené à penser que cette collection se formait dans le bassinet distendu, que ce liquide était de l'urine, dont l'écoulement vers la vessie était momentanément empêché, de là est né le terme et la théorie de l'hydronéphrose traumatique, que Moser[1], un élève de Socin, a soutenue et longuement développée dans sa thèse. Mais pour que cette appellation fût légitimée, il y aurait deux points à définir : il faudrait prouver que le liquide de la collection est bien de l'urine et en plus que la collection est

---

1. Moser, *Ueber Hydronephrose in Folge subcutaner Nieren-verletzung*. Bâle, 1888.

réellement développée dans le bassinet distendu ; or, le fait n'est rien moins que prouvé.

Sur le premier point tout le monde est à peu près d'accord : le liquide retiré par la ponction est bien de l'urine : la présence de l'urée y est toujours mentionnée, mais la proportion en est seulement plus faible : les observations de Stanley[1], de Hicks[2], de Croft[3], de Cabot[4], de Barker[5], de Delabort[6], de Joel[7], de Socin[8], de Monod[9], sont absolument identiques à ce point de vue.

En ce qui concerne le second point, sur le siège de la collection, les avis ont été quelque temps partagés ; aujourd'hui la question semble jugée. Malgré le savant plaidoyer de Moser en faveur de l'hydronéphrose traumatique, il est prouvé que la collection se développe en dehors du rein et qu'elle est due à une rupture de l'uretère et du bassinet. M. Monod a communiqué au congrès

---

1. STANLEY, *Med. chir. trans.*, 1844, t. XXVII, p. 1.

2. HICKS, *The medical Record*, 1880. t. XVII, p. 424.

3. CROFT, *The Lancet*, 1881. p. 158.

4. CABOT, *Boston medic. and surgic. J.*, 1883. t. CVIII, p. 175.

5. BARKER, *The Lancet*, 1885, t. I, p. 95.

6. DELABORT, *in* GARGAM, *De la contusion du rein*. Th. Paris 1881.

7. JOEL, *Bulletin de la Soc. méd. de la Suisse romande*, 1870, p. 262.

8. SOCIN, *in* MOSER, Th. citée.

9. MONOD. *Hydronéphrose et pseudo-hydronéphrose d'origine traumatique*. VIe Congrès français de chirurgie, 1892.

de chirurgie en 1892 l'observation d'un malade qu'il avait opéré pour une hydronéphrose traumatique, et démontrait à l'aide des observations antérieures, qu'il s'agit toujours d'un épanchement d'urine dans le tissu cellulaire rétropéritonéal consécutif à une rupture partielle de l'uretère ou du bassinet et que le terme d'hydronéphrose ne saurait nullement lui convenir.

Ces collections se distinguent des épanchements de sang : elles s'établissent lentement et progressivement dans les quelques semaines qui suivent l'accident. Elles commencent sans doute à se développer avant cette époque, mais leur apparition est alors masquée par les phénomènes de réaction abdominale qui ne manquent guère au début. (Voir *ruptures de l'uretère.*)

D'autres fois l'accident n'est pas aussi rapide : l'hydronéphrose se développe longtemps après le traumatisme et on la qualifie encore de l'épithète « traumatique » ; dans les quelques observations connues et publiées, il est facile de voir qu'il s'agit alors d'hydronéphroses vraies succédant à un rétrécissement de l'uretère (un fait de Solles), ou à une mobilité du rein accidentellement déplacé. Dans aucun de ces cas, les rapports de l'hydronéphrose avec le traumatisme ne semblent assez étroits pour qu'on soit autorisé à associer ces deux termes : et si j'ai parlé de l'hydronéphrose traumatique, c'est justement pour dire qu'elle n'existe pas et que ce terme plein de confusions doit définitivement disparaitre de la nosologie.

Ainsi dégagée, l'hydronéphrose acquise reconnait pour cause une oblitération accidentelle du calibre de l'uretère : celle-ci est produite par des compressions extérieures (cancers, fibromes, tumeurs vésicales), par des corps étrangers introduits dans sa cavité (calculs), enfin et surtout par des changements de courbure et de direction de son trajet (rein mobile).

La fréquence des premières causes est bien connue : les hydronéphroses par compression extérieure s'observent journellement. Les calculs au contraire ne donnent pas souvent lieu à l'hydronéphrose, et de beaucoup la cause la plus observée, c'est la mobilité rénale.

On a longtemps méconnu cette relation du rein mobile et de l'hydronéphrose : Landau a le mérite de l'avoir un des premiers bien mis en relief. Le rein se déplace : l'uretère est plus ou moins coudé et rétréci. L'hydronéphrose s'établit; elle persiste avec le déplacement rénal, elle se vide et disparait avec la réduction de l'organe; c'est la variété dite intermittente.

Quelle que soit la cause qui la provoque, l'hydronéphrose est ouverte ou fermée.

L'hydronéphrose ouverte, dont le type est l'hydronéphrose du rein mobile par coudure urétérale, est encore en communication avec la vessie : la circulation de l'urine se fait mal, l'obstacle existe, mais il n'est que partiel ou intermittent. Le rein continue encore à sécréter, la poche se remplit après l'évacuation ou malgré l'évacuation lorsque celle-ci se fait insuffisante. On tend aujourd'hui à admettre la grande fréquence de ces hydronéphroses ouvertes. Terrier et Baudouin pensent même que toutes les hydronéphroses sont d'abord ouvertes avant de devenir fermées. Une couture uretérale est fixée et maintenue par des adhérences, le calibre de l'uretère est effacé, et l'hydronéphrose, d'ouverte qu'elle était, devient fermée, fixe et définitive. J'ai montré au VIe Congrès français de chirurgie avec Albarran, à l'aide de pièces pathologiques et expérimentales, que les hydronéphroses ouvertes marchent plus lentement que les autres, mais arrivent à présenter un volume beaucoup plus considérable : les plus grosses tumeurs sont presque toujours des hydronéphroses ouvertes, dans lesquelles le rein n'est pas étouffé dans son fonctionnement par une tension brusque et élevée (Guyon).

Des diverses méthodes de traitement de l'hydronéphrose. — Elles sont au nombre de trois, la ponction, l'incision et la néphrectomie ; je pourrais ajouter la néphropexie dans le traitement de l'hydronéphrose intermittente.

Les *ponctions* répétées ont eu leur vogue à une

époque où la chirurgie du rein n'était pas encore créée. Ce n'est plus aujourd'hui qu'une méthode historique, dont on ne doit plus se servir. Tout au plus serait-on autorisé à y recourir dans un but d'exploration. Dans quelques cas rares la ponction exploratrice a été, il est vrai, suivie de guérison : Tuffier rappelait dernièrement à la Société de chirurgie l'observation de deux malades guéries d'une hydronéphrose intermittente à la suite d'une ponction. Chez l'une d'elles la guérison persista douze ans. J'ai moi-même observé une malade qui semble guérie par la ponction d'une hydronéphrose de rein mobile : mais je l'ai revue plusieurs années après, l'hydronéphrose s'était reproduite, le rein était énorme, et la néphrorraphie est aujourd'hui devenue nécessaire.

L'*incision* de l'hydronéphrose, ou la fistulisation du bassinet, a été longtemps l'opération de choix. Elle a été préconisée par Le Dentu, par Landau, par Küster, par Englisch et par Wagner (1892). L'opération consiste à découvrir le kyste par une incision lombaire, à le fixer à la peau et à l'ouvrir. Elle se recommande par sa simplicité et sa bénignité; la mortalité en est presque nulle.

Elle est cependant passible de quelques reproches : à la suite de l'incision, la poche reste et avec elle une cavité, qui doit s'infecter, bourgeonner pour se combler; la réparation est ainsi très longue, et le malade reste exposé à tous les dangers de l'infection de cette poche. Dans les grosses hydronéphroses, le danger est encore plus réel ; on cherche sans doute à y remédier en attirant une partie de la poche au dehors et en la réséquant. Cette exérèse partielle n'est elle-même pas toujours facile, et l'opération reste le plus souvent incomplète. Une fistule s'établit à la suite, elle persiste sans tendance à la guérison, et un jour ou l'autre il faut enlever par une néphrectomie secondaire ce qui reste de la tumeur au milieu d'adhérences sérieuses et de difficultés nouvelles.

La *néphrectomie* primitive n'a pas ces inconvénients : elle a pourtant ses dangers. On choisit la voie lombaire pour les petites hydronéphroses ; mais pour les grosses et les énormes, et celles-ci s'observent souvent, la voie antérieure, transpéritonéale est de beaucoup préférable. Avec l'incision abdominale, on se donne beaucoup de jour : on a plus de facilité pour découvrir les adhérences et les poursuivre. Terrier, Le Dentu, et Sænger récemment, ont insisté sur les avantages qu'elle présente, et les statistiques nous montrent en plus que sa gravité est en voie de décroissance. S. W. Gross, en 1885, trouvait une mortalité de 41,17 pour 100 : Arnould ne trouve plus, en 1891, que 11.76 pour 100.

Elle est cependant une opération beaucoup plus grave que la néphrotomie ; les opérateurs les plus distingués, comme Esmarch, Schetelig, Billroth,

Meadow, se sont trouvés aux prises avec des difficultés imprévues, surtout dans ces énormes tumeurs, qui s'étendent de l'hypochondre aux fosses iliaques, remplissent une grande partie de l'abdomen, et simulent le plus souvent des kystes ovariques. Le champ opératoire est étendu, les chances d'infections sont augmentées, les risques accrus, et les opérées meurent de choc ou de septicémie.

La gravité dépend encore de l'état de l'autre rein. Sur les reins les plus altérés, dans les hydronéphroses les plus volumineuses et ouvertes, il persiste souvent quelque fragment de substance encore active : la néphrectomie supprime les parties malades et les parties encore intactes ou peu altérées. Le rein opposé surpris dans son fonctionnement par le double travail qui lui est imposé se refuse à une suppléance, à laquelle il n'était pas habitué, et la mort survient par anurie. D'ailleurs le second rein peut être malade lui aussi.

Indications et contre-indications. — Le traitement par excellence de l'hydronéphrose serait le traitement causal: enlever la cause, supprimer l'obstacle; permettre au rein de se vider et de revenir sur lui-même, tel serait l'idéal : il est loin d'être toujours réalisable. Au bout d'un certain temps, le rein est entièrement désorganisé : le parenchyme est refoulé, et atrophié par la tension, et il ne suffirait plus d'enlever la cause pour ramener la fonction normale.

Il est une catégorie d'hydronéphroses pour lesquelles la ligne de conduite n'est pas difficile à tracer, ce sont les hydronéphroses par compression de l'uretère : telles sont celles qui chez la femme sont la conséquence d'un prolapsus, d'un cancer de l'utérus, ou d'un fibrôme. Le traitement doit être ici exclusivement causal : la cure d'un prolapsus, la réduction d'un fibrôme ont parfois guéri une hydronéphrose en évolution. Pour le cancer il n'y a le plus souvent rien à faire. Si la compression est double, si l'anurie survient, pourquoi ne chercherait-on pas à prolonger de quelques semaines la vie des malades, en faisant une fistule lombaire? Dans un cas de ce genre, M. Le Dentu créa une fistule urétérale artificielle: l'opération peu grave est très recommandable en pareille occurrence.

En dehors de ces cas bien particuliers, l'hydronéphrose, la tumeur rénale se présente cliniquement dans deux conditions différentes : l'hydronéphrose est fixe ou intermittente, et cette donnée qui va guider dans le choix du traitement, l'examen de la tumeur pendant quelque temps permet toujours de l'obtenir.

L'hydronéphrose est *intermittente*. Son volume est sujet à des modifications périodiques et de même sens; à certains moments, la collection s'évacue complètement, et revient plus tard aux proportions premières. C'est donc la preuve que le rein fonctionne encore, puisqu'il est capable de remplir la poche, et si la cause était enlevée il y aurait à espérer que le rein revienne à un fonctionnement presque normal, ou au moins utile.

Si l'hydronéphrose est *fixe*, elle ne subit aucune diminution de volume; elle augmente peu à peu, mais sans aucun retour en arrière. Dans ce cas l'hydronéphrose, qu'elle soit ouverte ou fermée, est définitive ou en train de le devenir; il ne faut plus guère compter s'adresser à l'obstacle pour le lever, et si la collection est volumineuse, on peut considérer le rein comme définitivement compromis et perdu pour la fonction. Telles sont, à mon avis, les données qui doivent dicter la con--duite à suivre en présence d'une hydronéphrose.

1° *Hydronéphrose fixe.* — Il y a de ces tumeurs qui sont véritablement énormes, elles remplissent une partie de l'abdomen: j'en ai vu une qui envahissait jusqu'à la fosse iliaque du côté opposé, et souvent elles ont été prises pour des kystes de l'ovaire. Les conditions dans lesquelles la tumeur s'est développée de haut en bas, le contact lombaire très net et au besoin la recherche de l'urée par la ponction exploratrice suffisent à trancher les incertitudes du diagnostic.

Une fois l'hydronéphrose reconnue, il faut examiner avec soin l'autre rein ; rechercher dans le passé du malade l'existence de quelques phénomènes douloureux de ce côté; rechercher par le palper bimanuel la plus petite augmentation de volume, analyser l'urine de la vessie et voir si le taux de l'urée est suffisant : cette donnée est capitale au point de vue du pronostic.

Si cet examen du second rein montre des lésions positives (hydronéphrose double, par exemple), on laisse seulement supposer qu'il n'est pas absolument intact, il faut s'abstenir de toute opération radicale et suivre le conseil de M. Le Dentu : « pour l'hydronéphrose double, surtout s'il y a menace d'anurie, création d'une fistule urinaire unilatérale ou bilatérale ».

Mais souvent malgré une hydronéphrose volumineuse d'un côté, la sécrétion urinaire se fait suffisante : c'est la preuve que le congénère est sain; il y a au moins infiniment de chances pour qu'il soit à peu près intact. S'il en est ainsi, que faut-il faire?

La ponction? mais le liquide se reproduira sans cesse.

La néphrotomie? mais elle ne serait ici qu'une opération bien incomplète : à sa suite elle laisse une fistule persistante, une poche aseptique d'abord, mais qui ne tardera pas malgré les précautions à s'infecter. On invoque en sa faveur la possibilité de cathétériser l'uretère de haut en bas, et par ce moyen de rétablir la perméabilité du conduit. Or ce cathétérisme est, dans la grande majorité des cas, impossible et impraticable, et son usage ne peut être d'aucune utilité.

L'opération de choix, c'est donc la néphrectomie abdominale, transpéritonéale : sa gravité est faible, la statistique d'Arnould sur 26 cas ne mentionne que 2 décès, dont l'un trois mois après l'opération. Si des adhérences étendues, des connexions importantes rendaient la décortication impraticable, il n'y aurait qu'à réséquer le plus possible de la poche et à suturer le reste à la paroi. Au cours de la néphrectomie, il faut songer à la possibilité d'un rein unique en fer à cheval. Ce n'est pas là une simple vue de l'esprit; Socin, Hochenegg ont opéré de ces cas complexes et se sont trouvés dans la nécessité de séparer la poche hydronéphrotique de la portion saine du rein unique. Ce sont des cas exceptionnels sans doute, il faut cependant y penser.

Si au lieu d'avoir les grandes proportions que j'ai supposées, la tumeur est de moyen volume, la conduite à tenir est à peu près identique. Il y a peut-être avantage à opérer alors par la voie lombaire, et à faire la néphrectomie primitive : et je souscris volontiers à la conclusion de M. Le Dentu : « pour l'hydronéphrose unilatérale au début, extirpation d'emblée du rein avec la poche, après une période d'observation dont la durée variera suivant les circonstances ».

S'il y a un doute sur l'état du second rein, on s'en tiendra à la néphrotomie, quitte à enlever plus tard par la néphrectomie secondaire le reste du rein incisé, après l'épreuve du second rein. Mais en dehors de cette contre-indication, tous les avantages restent ici à la néphrectomie primitive.

2° *Hydronéphrose intermittente.* — En dehors des cas où l'hydronéphrose reconnait pour cause la présence d'un calcul dans l'uretère ou le bassinet, l'intermittence appartient surtout aux hydronéphroses du rein mobile. Les crises douloureuses qui caractérisent cette forme de rétention font en général qu'on s'en aperçoit de bonne heure, alors qu'elle est encore peu accentuée, qu'elle commence à peine. Si l'on fixe le rein par la néphrorraphie, on fait disparaître la cause de l'hydronéphrose, on supprime la coudure ou la torsion de l'uretère, et le rein pouvant sans obstacles évacuer son contenu, revient à des proportions et à un fonctionnement normal. La néphropexie est donc pour ces cas récents et observés à leur début l'opération de choix ; M. Guyon a eu l'occasion d'opérer récemment dans ces conditions une malade atteinte de mobilité rénale et d'hydronéphrose intermittente : l'opération fit cesser tous les accidents en assurant la fixation du rein, et sept mois après l'opération, la guérison était encore parfaite.

M. Gérard Marchant[1] vient de communiquer à la Société de chirurgie l'observation d'une malade qu'il opéra également dans ces conditions ; il s'agissait d'une hydronéphrose intermittente par mobilité rénale : M. Marchand se proposait d'enlever le rein, mais il trouva l'organe dans un état relativement satisfaisant. Il se contenta de faire la néphrotomie et de fixer le rein.

La néphropexie se présente, dans ces cas compliqués de mobilité rénale, comme l'opération la plus rationnelle et la plus simple. Terrier et Baudouin considèrent comme une contre-indication de la néphrorraphie l'infection secondaire du contenu de l'hydronéphrose : dans un cas de Quénu, l'hydronéphrose s'étant infectée, la néphropexie ne donna rien, et il fallut en venir à la néphrectomie.

La néphrectomie en effet n'a guère à bénéficier que des insuccès de la néphrorraphie : si après cette dernière, les accès reparaissent, s'il est établi que la cause de l'hydronéphrose n'a pu être suffisamment déplacée ou corrigée, la néphrectomie se présente comme la dernière ressource. Même au cours d'une opération où l'on se propose d'aller fixer le rein, la néphrectomie serait indiquée, si on trouvait le rein très altéré, très distendu et la paroi très mince.

Il est enfin des hydronéphroses intermittentes,

1. *Soc. de chirurgie*, 17 mai 1895.

qui ne tiennent pas à la mobilité rénale : on n'est pas encore aujourd'hui fixé sur les conditions exactes de leur production. La néphrectomie seule est apte à guérir les malades de ces accidents douloureux, périodiques, rendant la vie insupportable. Segond a pratiqué la néphrectomie dans ces conditions : des accidents d'hydronéphrose intermittente se reproduisaient avec une périodicité presque mathématique, tous les treize ou quatorze jours ; une incision lombaire montra que le rein était parfaitement immobile et la néphrectomie sembla justifiée par la durée longue et l'intensité des accidents.

La néphrectomie primitive dans l'hydronéphrose intermittente a donné de bons résultats. Sur les onze opérations de Lloyd, Fowler, Braun, Fell, Terrier, Quénu [1], Monod [2], Segond [3], il n'y eut qu'un cas de mort : il s'agissait d'une hydronéphrose congénitale chez un tout jeune enfant.

Quant à la voie à suivre, c'est à décider d'après le volume de la tumeur : la néphrectomie abdominale est seule praticable pour les grosses tumeurs. La néphrectomie lombaire convient mieux aux tumeurs de moyen et de petit volume.

Quel que soit l'état du rein, et de l'hydronéphrose intermittente quelle que soit la cause, la néphrecto-

1. Terrier et Baudouin, *Loc. cit.*
2 et 5. *Société de chirurgie*, 1895, et *Semaine médicale*, 1895, p. 257.

mie est formellement contre-indiquée dans tous les cas où la lésion est double, dans ceux même où l'on soupçonne seulement une altération quelconque de l'autre rein : il faut alors se contenter de la fistulisation du bassinet. Il en sera de même dans les hydronéphroses congénitales chez les tout jeunes enfants : et d'ailleurs l'autre rein serait-il sain, il serait prudent de ne pas s'exposer aux dangers d'une grave opération en enlevant toute la poche ; mieux est toujours de s'en tenir d'abord à la fistule urinaire, quitte à faire plus tard la néphrectomie secondaire (Terrier et Baudouin).

IX

DES KYSTES DU REIN

Il existe quatre catégories de kystes du rein : 1° les kystes séreux simples ; 2° les kystes hydatiques ; 3° la maladie polykystique ; 4° les kystes paranéphriques.

1° La *maladie kystique des reins*, seule, reste absolument en dehors de la chirurgie : cette affection, que Lejars[1] a très complètement étudiée, se caractérise par la dégénérescence kystique des deux

1. LEJARS, *Du gros rein polykystique de l'adulte*. Th. Paris, 1889.

reins. La bilatéralité constante des lésions contre-
indique formellement toute opération : les quelques faits publiés d'intervention pratiquée dans
ces conditions par Burgess, par Roswell Park, par
Thiriar et Monod (1889) ne peuvent infirmer la
règle posée ; et si au cours d'une incision exploratrice, on trouvait le rein farci de ces petits kystes,
qui saillent à sa surface et lui donnent un aspect
finement lobulé, il n'y aurait rien de mieux à faire
qu'à s'en tenir à cette exploration, et à refermer la
plaie.

2° On a observé certains *kystes paranéphriques*,
développés dans le tissu cellulaire périrénal : Tuffier a publié à la Société anatomique en 1890 une
observation de kyste hydatique périrénal pris pour
un kyste du rein, et présentant exactement les
signes cliniques d'une tumeur rénale. Des observations analogues ont été publiées antérieurement
par César Hawkins, par Morris, par Robert Abbe[1];
c'étaient des kystes d'origine probablement rénale
et dont le développement s'était fait surtout autour
du rein. Toutefois ces faits ne sont pas suffisamment précis, ni nombreux pour qu'il soit permis de
baser sur leur ensemble une étude thérapeutique.

3° et 4° Il ne reste donc que les *kystes séreux* ou
hématiques et les *kystes hydatiques*.

---

1. Abbe, Kystes paranéphriques, *New York med. J.*, 9 août
1890.

Le diagnostic de ces tumeurs kystiques est toujours assez délicat : si la tumeur est énorme, elle est confondue avec les kystes abdominaux, avec les kystes de l'ovaire surtout, et Tuffier relève quatorze fois cette erreur. Si la tumeur est de volume plus restreint, son origine rénale se déduit facilement de son siège, de son contact lombaire, mais elle est considérée en général comme une rétention rénale, comme une hydronéphrose. La ponction elle-même ne donne pas toujours des renseignements assez précis en dehors des kystes hydatiques : seule la présence de l'albumine en excès autoriserait à croire à l'existence d'un kyste plutôt que d'une hydronéphrose. En faveur du kyste hydatique, il est un signe de valeur : c'est la constatation faite quelquefois sur un autre point du corps d'un kyste de même nature.

Quatre méthodes sont en présence pour le traitement de ces sortes de tumeurs : 1° la ponction ; 2° l'ouverture par la néphrotomie et fistulisation de la poche ; 3° la néphrectomie totale, et 4° la néphrectomie partielle, l'excision du kyste avec suture du parenchyme rénal. Ces procédés divers ne sont pas absolument comparables dans leur application ; ils répondent à des indications différentes.

Pour ce qui concerne les *kystes hydatiques*, Boeckel[1] réunissait dans un travail, en 1887, 21 cas

---

1. BŒCKEL. *Gazette médicale de Strasbourg*, 1887.

de kystes opérés dont une observation personnelle, et il arrivait aux conclusions suivantes :

Les méthodes sous-cutanées : électrolyse, ponction simple, ponction avec injection iodée, mises en pratique dans trois cas, se sont trois fois montrées impuissantes, la tumeur s'est constamment reproduite.

La méthode à ciel ouvert comprend : les ponctions répétées et le drainage (1 mort) ; le drainage par la méthode de Récamier (2 cas : 1 guérison, 1 mort) ; le procédé de Simon (ponction en deux points du kyste, à quelques jours d'intervalle, puis incision du pont intermédiaire) (5 cas : 2 guérisons, 3 morts) ; le procédé de Péan-Volkmann, c'est-à-dire la méthode employée par Volkmann pour les kystes hydatiques du foie et dont M. Péan a fait, le premier, l'application à un kyste hydatique du rein (9 cas : 6 guérisons) ; cette opération semble l'opération de choix, on incise la paroi abdominale, on ponctionne le kyste, on excise un segment de sa paroi, et l'on suture ses bords aux lèvres cutanées. Enfin la néphrectomie a été faite quatre fois (Spiegelberg, mort en trois heures ; Hinckeldeyn, mort en vingt-six heures ; Vogt, mort en quarante-huit heures). L'observation de Bœckel est le premier cas de guérison. La tumeur était mobile, l'énucléation se présentait comme facile ; Bœckel préféra enlever le rein plutôt que de le fixer, et le succès fut complet.

Parmi ces procédés, l'incision du kyste avec excision partielle de sa paroi et marsupialisation de la poche est aujourd'hui la méthode de choix ; les succès qu'elle donne dans le traitement des kystes hydatiques du foie ne peuvent qu'encourager à traiter de la même manière ceux plus rares du foie. M. Le Dentu y a eu recours récemment avec un plein succès. Voici d'ailleurs la manière dont notre maître établit sur une proportion graduée les indications du traitement des kystes hydatiques du rein.

1° D'abord la ponction simple, comme moyen de diagnostic, et peut-être de guérison définitive ; on profitera de la ponction, puis, une fois établi le diagnostic, injecter dans la poche 100 grammes d'une solution de sublimé.

2° L'incision du kyste, intra ou extra-péritonéale, suivie de l'excision partielle, de la suture et du drainage de la poche ; l'opération sera faite par la voie lombaire si la tumeur est peu volumineuse : on choisira de préférence la voie abdominale si le développement de la tumeur s'est fait surtout du côté de l'abdomen.

3° La néphrectomie, si tout le rein est envahi, si la tumeur n'a pas contracté d'adhérences solides, et surtout si elle pointe vers l'abdomen assez pour être mobile ou flottante : en ce cas la néphrectomie sera transpéritonéale.

Les kystes *séreux* ou *hématiques* du rein ont été

traités, eux aussi, par les diverses méthodes et avec des fortunes diverses (Lejars)[1].

La ponction a donné quelques succès à Duplay, dans un cas douteux de kyste du rein, à Frænkel et à Cabot[2].

La ponction suivie d'injection iodée a été désastreuse : trois fois elle a été pratiquée, et dans les trois faits les malades sont morts (Bérard, Maisonneuve, Béraud). Elle doit être absolument proscrite.

L'incision et le drainage ont donné de meilleurs résultats : Tuffier, sur 7 cas dont 5 par la voie abdominale, et 1 par la voie lombaire, ne trouve aucune mort. C'est la méthode de choix recommandée par Morris, par Terrier[3], mais la fistule consécutive s'observe souvent à la suite et nécessite ultérieurement la néphrectomie secondaire.

L'ablation du kyste et du rein a été pratiquée 51 fois (Tuffier) : 7 fois on a fait la néphrectomie par la voie lombaire avec 11 pour 100 de mortalité ; 24 fois, c'est à la néphrectomie abdominale qu'on eut recours, la proportion des morts a été de 40 0/0. Dans plusieurs observations (Archer, Jowers, Czerny), il est fait mention d'adhérences étendues qui compliquèrent l'opération en rendant la décortication difficile.

1. Lejars, Des kystes du rein. *Gaz. des hôpitaux*, 1889, n° 47.

2. *Journ. of cut. and genito-urin. dis.*, 1890, p. 579.

5. Terrier. *Rev. de chirurgie*, 1840, p. 560.

La *néphrectomie partielle* a été récemment proposée et pratiquée par Tuffier[1] et par Bardenheuer[2]. En se basant sur l'état du parenchyme rénal ambiant, qui est relativement sain, sur la facilité avec laquelle le rein se cicatrise après la néphrectomie partielle, Tuffier a tenté l'ablation du kyste en le disséquant dans l'épaisseur du rein et en suturant au catgut la plaie ainsi faite. Le succès fut complet : en 7 jours le malade était totalement guéri. Il n'y a pas à craindre l'hémorrhagie, car les hémorrhagies dues à la section du rein sont abondantes, mais cessent rapidement. De même le danger d'une fistule ultérieure est illusoire : les fistules sont le plus souvent dues à des lésions de l'uretère, et en pratiquant la suture du rein, en recherchant la réunion par première intention, on a toutes chances d'éviter cette complication.

La néphrectomie partielle ainsi comprise et pratiquée est la méthode de choix pour tous les kystes, que l'incision montre pédiculés sur un rein sain, ou limités à l'une ou l'autre des extrémités de l'organe.

Cette excision complète est infiniment supérieure à l'incision, qui laisse à sa suite une fistule et expose à une opération ultérieure. Si le rein est envahi dans sa totalité, c'est à la néphrectomie qu'il faut

1. Tuffier, De l'ablation par dissection des grands kystes séreux du rein. *Arch. gén. de méd.*, 1891, 7ᵉ série, t. XXVIII.
2. *Berl. klin. Woch.*, 1891, p. 500.

s'adresser, si toutefois les conditions d'intégrité de l'autre rein se trouvent réalisées. La néphrectomie est absolument indiquée quand le kyste est volumineux, qu'il a atrophié la plus grande partie du rein, et à plus forte raison si son volume est tel que la tumeur a été prise pour un kyste ovarique (Terrier).

C'est souvent au cours de l'incision exploratrice seulement qu'il sera possible de se décider sur la conduite définitive à tenir. Si la tumeur est volumineuse, à évolution abdominale, il est préférable de l'aborder par la laparotomie : pour les petites tumeurs, ou seulement pour celles de moyen volume, on incisera par les lombes. Une fois mis à nu et le kyste et le rein dont il dépend, on se décidera pour la néphrectomie totale, si le rein est tout entier dégénéré et transformé ; pour l'incision du kyste, l'excision d'une partie de la paroi et la suture à la peau, si des adhérences étendues rendent la décortication difficile, ou si des doutes sur l'intégrité de l'autre rein faisaient craindre pour le malade un danger immédiat ; pour l'excision totale de la poche, avec suture du parenchyme, si le kyste est sessile ou pédiculé, et si le reste du rein paraît sain.

X

NÉOPLASMES DU REIN

I. TUMEURS BÉNIGNES

Elles sont rares et peu communes, les tumeurs du rein en dehors du cancer; les néoplasmes bénins ne sont le plus souvent que des trouvailles d'autopsie, et on compte encore de nos jours les quelques exemples de tumeurs bénignes opérées par la néphrectomie. L'évolution latente et insidieuse de ces tumeurs, leur faible réaction sur l'appareil urinaire, l'absence de douleurs et d'hématurie expliquent comment elles restent longtemps inaperçues : d'autre part, le gros volume qu'elles acquièrent parfois les a fait confondre presque toujours avec des tumeurs de l'ovaire, avec des kystes hydatiques ou d'autres tumeurs abdominales.

Aussi les opérations ne sont-elles pas nombreuses. Langenbuch[1], Bruntzel[2], Wahl[3] ont opéré avec succès des fibromes du rein; Thomas[4], Claus[5],

1. Langenbuch, *Berl. klin. Woch.*, n° 24, 1877.
2. Bruntzel, *Berl. klin. Woch.*, p. 475, 1882.
3. Wahl, *Sanct-Petersburger Med. Woch.*, 1885.
4. *New York med. News*, vol. I, 1882.
5. Claus, *Centralbl. für Chirurgie*, n° 24, 1885.

Park[1] ont enlevé des tumeurs fibro-kystiques, Menod[2] a traité par la laparotomie un lipome capsulaire.

L'ablation du rein est en général la seule opération applicable à ces sortes de tumeurs dont le volume oblige presque toujours à la néphrectomie abdominale ; les résultats ont été toujours de beaucoup supérieurs à ce qu'ils sont dans le cancer.

Si l'on trouvait une tumeur nettement limitée et partielle avec intégrité absolue du reste du parenchyme, il suffirait peut-être d'exciser la tumeur après dissection ; des opérations partielles ont été faites deux fois et avec succès dans ces conditions par Spencer Wells et par Czerny : ce ne sont que de très rares exceptions.

Une mention spéciale est à faire pour la syphilis ; deux observations récentes d'Israël[3] montrent que la syphilis doit entrer en ligne de compte dans les affections chirurgicales du rein au point de vue du diagnostic et du traitement. Dans un cas, pour la confirmation du diagnostic, Israël fit l'incision exploratrice : le rein était couvert de nodosités saillantes, il l'enleva ; le contenu des gommes ramollies avait passé dans les urines qui avaient pris un aspect purulent. Dans l'autre, on crut à de la tu-

1. Park. *New York med. J.*, 15 mai 1886.
2. Monod, *Bull. soc. chirurgie*, t. XVIII, p. 681.
3. Israel, *Deutsche med. Woch.*, 1892.

berculose, et la néphrectomie montra qu'il s'agissait d'une dégénérescence gommeuse syphilitique complète.

II. TUMEURS MALIGNES [1]

Elle est bien peu brillante, la chirurgie des cancers du rein : c'est là qu'on trouve les statistiques les plus mauvaises et les résultats les plus décourageants, une mortalité opératoire énorme et des récidives fréquentes et rapides. On a tendance à opérer trop tard : si l'on intervenait de bonne heure, on trouverait une tumeur moins volumineuse et sans propagations, un état général meilleur, et on verrait sans doute aucun s'élever la proportion des succès opératoires et des guérisons à la suite de la néphrectomie. Il y a donc un grand avantage à

1. Dans le groupe des tumeurs malignes, je range le sarcome et le cancer. Bien que certains auteurs aient cru devoir faire une étude distincte de ces sortes de tumeurs, je ne crois pas qu'au point de vue spécial du diagnostic et du traitement qui nous occupe, il y ait lieu d'établir une délimitation tranchée.

Avec les tumeurs malignes du rein, se confondent aussi les tumeurs épithéliales du bassinet : celles-ci sont très rares. Il en existe une pièce au musée Guyon à Necker, qui fut enlevée par la néphrectomie par le Dr Thomas, de Tours ; dernièrement Giordano a publié dans les *Annales génito-urinaires* de 1892 une autre observation de néphrectomie pour cancer du bassinet. Au point de vue clinique et opératoire, il n'y a pas non plus à établir une différence entre les tumeurs villeuses du bassinet et le cancer du rein, et le chapitre qui suit concerne les tumeurs malignes du rein et du bassinet dans leur ensemble.

chercher à établir de bonne heure un diagnostic précis et à proposer de suite une opération radicale. La précocité de l'intervention est la condition du succès immédiat et la seule garantie du malade contre la récidive.

Chez l'*enfant*, la néphrectomie a toujours donné des résultats déplorables; les quelques malades qui résistent immédiatement à l'opération meurent au bout de peu de temps de récidive ou de généralisation. Les statistiques de Tuffier[1], de Guillet[2], de Dumont s'accordent pour accuser une importante mortalité. Sur les 25 cas de Taylor[3], il y a 15 décès immédiats et 10 cas qu'il appelle guéris, mais sur lesquels 6 sont morts de récidive rapide, dans l'espace de cinq à dix-huit mois après l'opération, ce qui fait 60 pour 100 de mortalité opératoire et 88 pour 100 d'insuccès définitif. Fischer nous montre une mortalité opératoire de 100 pour 100 au-dessous de deux ans, de 47 pour 100 au-dessus de cet âge. Chevalier[4], sur 27 cas, trouve 19 morts, dont 15 immédiates et 4 dans un court espace de temps; des doutes persistent sur la survivance de 7 malades, et la mortalité opératoire s'élève ainsi à 55,5 pour 100 et les insuccès thérapeutiques à 88 pour 100.

1. Tuffier, *Ann. des mal. des org. gén.-urin.*, 1888.

2. Guillet, *Les tumeurs malignes du rein*, th. Paris, 1888.

3. Taylor, *Ann. des mal. des org. génito-urin.*, 1888, p. 449.

4. Chevalier, *De l'intervention dans les tumeurs malignes du rein*. Th. Paris, 1891.

Chez l'*adulte*, les résultats de la néphrectomie, sans être brillants, sont cependant moins déplorables que chez l'enfant. Gross indique pour le cancer du rein une mortalité de 61,2 pour 100 ; Bergmann, sur 24 néphrectomies, relate 20 décès, soit près de 83 pour 100 ; Billroth, sur 35 opérés, trouve 20 morts, soit près de 60 pour 100 ; Siegrist[1] rapporte 61 opérations sur lesquelles il y a 32 décès, soit 52.45 pour 100 de morts. La statistique de Tuffier, celle de Chevalier parle dans le même sens : la mortalité oscille entre 55 et 65 pour 100, chiffre véritablement énorme si on le compare aux résultats de la néphrectomie dans les autres affections.

Comme causes de mort après la néphrectomie on signale le collapsus, le choc, l'hémorragie ou la péritonite ; d'ailleurs les opérations sont le plus souvent incomplètes, on a laissé des propagations locales, un noyau ganglionnaire inappréciable, et la récidive survient dans les quelques mois qui suivent l'opération.

A côté de ces désastres, on compte les quelques malades heureux qui ont bénéficié pendant quelque temps de l'opération : Terrillon a suivi pendant plusieurs années une de ses malades, et la récidive n'est pas venue. Siegrist mentionne un de ses

1. Siegrist. *Ueber die Nieren-Extirpation*. Dissert. inaug. Zurich, 1889.

opérés qui vivait encore au bout de quatre ans.
Czerny a perdu un opéré après deux ans, Israël et
Küster après vingt-deux mois. Il y a donc des faits
heureux après la néphrectomie pour cancer : ils
sont rares sans doute, mais ils suffisent au moins
à prouver l'efficacité de la néphrectomie toutes les
fois que l'opération est pratiquée dans de bonnes
conditions.

Indications et contre-indications opératoires.
— Chez l'*enfant*, presque tous les chirurgiens s'accordent pour rejeter absolument la néphrectomie.
Pour légitimer l'intervention, il faudrait des cancers très jeunes, observés de bonne heure, mais ces
cas favorables, on ne les voit pas à cet âge. C'est
la caractéristique du cancer du rein d'évoluer
chez l'enfant sans symptômes fonctionnels; ici
pas d'hématurie, pas de ces douleurs spéciales
qui attirent l'attention chez l'adulte. Sous les dehors d'un affaiblissement général, d'un amaigrissement rapide malgré la conservation de l'appétit,
la tumeur croît, progresse et s'étend, et lorsqu'on
la découvre, son volume, ses adhérences ou ses
connexions la mettent déjà au-dessus des ressources
ordinaires de la thérapeutique. La néphrectomie
est donc impraticable, parce que le diagnostic précoce est impossible. Il n'y a cependant pas à rejeter
absolument et sans appel l'opération pour tous les
cas. Czerny, Taylor, Kœnig, Morris et d'autres n'ont

pas hésité à tenter la néphrectomie dans certaines conditions. Israël opérait dernièrement une petite fille de six ans, qui a guéri ; mais le cancer était à ses débuts ; les premiers symptômes remontaient à quelques mois. Pour se décider à l'opération, il faut donc une tumeur très limitée, surprise pour ainsi dire à ses débuts, il faut un malade pas trop jeune, et un état général satisfaisant. Au-dessus de deux ans, lorsque ces conditions se trouvent réunies, la néphrectomie est à tenter ; au-dessous de deux ans, dans quelque condition que la tumeur se présente, il ne faut plus songer à l'opération.

Chez l'*adulte*, il n'en va plus de même ; les succès de la néphrectomie, les guérisons durables après l'opération autorisent en principe à pratiquer l'intervention sur une plus large échelle.

La néphrectomie est contre-indiquée toutes les fois que l'état général grave ou la cachexie commençante mettent le malade dans un état qui ne lui permet plus de supporter un traumatisme grave.

Les altérations de l'autre rein, l'insuffisance urinaire sont aussi des conditions qui, par elles seules, suffisent à faire rejeter la néphrectomie ; on doit toujours faire la recherche et le dosage de l'urée éliminée dans les vingt-quatre heures. L'abaissement du taux de l'urée est un élément qui aggrave singulièrement le pronostic.

En général, c'est le volume de la tumeur qui constitue la base principale des indications et des contre-indications opératoires, et à ce point de vue les conditions dans lesquelles se présente le malade sont au nombre de deux : il y a une tumeur appréciable, ou au contraire il n'y a pas de tumeur.

Il y a tumeur. — Guillet établit schématiquement trois périodes pendant lesquelles l'examen du rein est susceptible de donner des renseignements positifs ; une première, où la tumeur est peu développée, perceptible au seul ballottement ; une seconde, où la tumeur, moyennement développée, fait cependant un relief appréciable à la vue ; une troisième, où la tumeur, très développée, est devenue abdominale.

C'est le propre de certaines formes de cancer du rein d'évoluer avec un minimum de symptômes ; sans douleur, sans hématurie, si ce n'est à de rares intervalles, la tumeur augmente, et lorsqu'un jour l'attention du malade est enfin fixée par un symptôme alarmant, on trouve dans le flanc une tumeur énorme. J'ai vu à Necker un cancer du rein, qui avait atteint le volume d'une tête de fœtus sans déterminer aucune réaction et qui ne se caractérisa seulement que pendant les derniers mois de la vie par un saignement continuel ; dès le premier examen, le volume énorme de la tumeur contre-indiquait toute opération.

Pour ces tumeurs, quel qu'ait été leur développement, rapide ou lent, avec ou sans signes fonctionnels, la néphrectomie sera toujours contre-indiquée. Dès que la tumeur fait un relief sensible, à plus forte raison s'il s'agit d'une grosse tumeur, on est sûr de trouver des propagations néoplasiques ou ganglionnaires, des généralisations à distance, et il n'y a plus à intervenir. Opérer dans ces conditions, ce serait s'exposer à faire une opération forcément incomplète, et cependant très grave. Tout au plus serait-on autorisé, dans ces circonstances, à recourir à l'incision exploratrice pour se rendre un compte direct des adhérences de la tumeur, de ses propagations voisines, et terminer l'opération, comme le fit une fois Reliquet, par une incision de la capsule du rein, par une néphrotomie superficielle, dans le but d'atténuer les douleurs par le débridement du rein; le malade de Reliquet fut soulagé quelque temps, mais il succomba néanmoins au bout de deux mois.

Il est cependant certaines formes de cancer du rein sur lesquelles l'anatomie pathologique est encore peu renseignée, et dont le volume ne doit pas constituer une contre-indication absolue; il est des kystes hématiques du rein que l'on a longtemps considérés comme tels, et qui ne sont autres que des épithéliomas à forme hémorragique. Le volume de ces tumeurs, à un certain moment, prend d'énormes proportions sans que la propagation au dehors de la capsule se fasse dans d'égales conditions; la tumeur reste limitée et encapsulée, et opérée de bonne heure, il y aurait chance de l'enlever en totalité. M. Guyon a opéré, il y a quelques mois, par la néphrectomie transpéritonéale, un malade qui portait dans le flanc une énorme tumeur kystique, à contenu hématique; les premières hématuries remontaient à trois ans, et la tumeur avait récemment pris un tel accroissement, qu'elle descendait jusque dans la fosse iliaque. L'opération fut très facile et rapidement terminée : on reconnut sur la pièce qu'il s'agissait d'un kyste hématique de nature maligne (Hallé) développé sur l'extrémité inférieure du rein dont l'extrémité supérieure était encore intacte. Le malade mourut un mois après l'opération, d'épuisement et de cachexie; il y avait un petit noyau secondaire dans le foie, et l'opération, si elle avait été plus précoce, aurait probablement donné à ce malade une survie de moins courte durée.

Il n'y a pas de tumeur. — En dehors de ces tumeurs volumineuses, l'opération est indiquée toutes les fois qu'il n'y a que des signes fonctionnels sans tumeur, ou avec ceux-ci une petite augmentation de volume du rein.

Il faut reconnaître avec M. Guyon que les cas les plus favorables sont ceux où l'on ne sent rien du tout : moins on sent la tumeur, et plus on a de chances de guérir. La constatation d'une tumeur n'est nullement nécessaire pour autoriser le diagnostic; il est certains caractères qui ne trompent pas ; la spontanéité des hématuries, leur répétition sans provocation, leur persistance indéfinie sans aucune cause appréciable sont autant de causes qui permettent d'affirmer la nature néoplasique de l'affection. L'intégrité de la vessie, ou l'apparition d'un varicocèle, au besoin l'examen endoscopique du jet urétéral permettent toujours de localiser l'affection sur le rein droit ou sur le rein gauche.

Il est rare cependant que le palper le plus minutieux ne dénote pas une légère augmentation de volume. Israël en plusieurs circonstances est parvenu à sentir, à l'aide de son procédé de palpation bimanuelle, dans le décubitus latéral, des cancers du rein tout à fait à leur début : il a communiqué, le 18 janvier dernier, à la Société de médecine de Berlin, le cas d'une petite fille de six ans qu'il observa au moment d'une première hématurie. A ce moment le cystoscope lui montra que le rein droit était le point de départ de l'hématurie, mais le palper ne donnait encore rien. Deux mois après, la palpation lui révélait la présence d'un petit nodule à la surface du rein ; il notait en même temps une résistance particulière au niveau du hile. l'opération lui donna la confirmation absolue de son diagnostic et la malade guérit parfaitement. Deux autres fois encore, Israël constata de bonne heure la présence de noyaux localisés dans le rein ; il put faire la néphrectomie dans de bonnes conditions, et il en conclut avec raison à la nécessité d'un diagnostic précoce.

La néphrectomie est donc amplement justifiée toutes les fois que la palpation révélera au niveau du flanc ou un noyau localisé, ou une augmentation légère de volume : à ce moment, les propagations sont rares, l'opération radicale a chance de guérir, elle est tout indiquée.

Mais sans contester la valeur de la palpation, il n'y a pas, je le répète, à compter beaucoup sur les renseignements qu'elle doit donner pour tenter l'opération ; je considère que le diagnostic peut et doit être établi à l'aide des seuls signes fonctionnels avec la plus grande somme de probabilités, et ce serait une faute chirurgicale, que d'attendre en présence d'une hématurie de caractère néoplasique que le palper bimanuel vienne révéler une augmentation de volume légère ou limitée du rein. Le cas se présente d'autant plus favorable pour l'avenir, que les résultats du palper sont moins nets ; et l'incision exploratrice doit être immédiatement pratiquée. Suivant les hasards de la rencontre, l'opération sera terminée par la néphrectomie, ou par l'abstention. L'incision révèle parfois des surprises ; au cours d'une exploration rénale, où nous croyions trouver un néoplasme, M. Guyon constata la présence sur l'artère rénale d'une dilatation anévrysmale : la plaie fut refermée, et le malade guérit de son opération, mais mourut six mois plus tard brusquement de la rupture de son anévrysme. C'était là une surprise bien imprévue; tous les signes plaidaient en faveur d'un néoplasme, et bien que dans ce cas l'opération dût rester forcément incomplète, il faut maintenir en principe la nécessité d'une incision hâtive pour voir et traiter la lésion, avant d'attendre la confirmation des signes objectifs.

La néphrectomie lombaire est le procédé de choix dans les cancers; elle est moins grave et plus facile que la néphrectomie abdominale. Siegrist, sur 61 néphrectomies pour tumeurs, constate 57 pour 100 de morts par la voie abdominale et seulement 25 par la voie lombaire. Il est vrai que les récidives sont plus fréquentes après l'opération lombaire; mais ce fait est plus apparent que réel; le peu de survie des opérés par la voie antérieure ne leur laisse guère la possibilité d'une récidive (Chevalier). Aussi les préférences de tous les chirurgiens sont-elles, en matière de cancer, pour la voie postérieure.

La voie postérieure offre incontestablement moins de danger, son exécution est aussi simple, ses conséquences plus bénignes, le témoignage invoqué des chirurgiens en fait foi, et je n'hésite pas à recommander la voie postérieure comme le procédé d'élection pour toutes les petites ou moyennes tumeurs. Avec des incisions combinées, on parvient très bien à se donner beaucoup de jour, et à ceux qui invoquent en faveur de la néphrectomie abdominale la possibilité qu'elle donne seule d'enlever des ganglions dégénérés, je n'ai qu'à opposer l'observation d'Israël, qui, par une incision postérieure en T, put extirper un sarcome alvéolaire du rein et avec lui quatre ganglions dont trois longeaient la veine cave.

Comme le disait Trélat, c'est une erreur de diagnostic qui a engendré la néphrectomie transpéritonéale; elle ne peut convenir qu'à des cas très spéciaux. La voie lombaire reste la voie idéale pour toutes les tumeurs, qui n'ont pas un volume exagéré.

CHAPITRE II

DES AFFECTIONS CHIRURGICALES DE L'URETÈRE

I

TRAUMATISMES DE L'URETÈRE

Comme pour le rein, il est deux catégories à établir dans les traumatismes de l'uretère : les ruptures sous-cutanées, et les plaies.

Ruptures de l'uretère. — Elles sont très rares, et succèdent à des contusions analogues à celles qui amènent la contusion ou la déchirure du rein. Qu'elle siège sur l'uretère lui-même ou sur le bassinet, la déchirure se caractérise principalement par l'apparition dans le flanc quelques jours après l'accident d'une tumeur indolente, sourde, qui croît peu à peu, sans réaction évidente. Nous avons vu, à propos des hydronéphroses traumatiques, comment ces collections de liquide « urineux » développées en forme de kyste au-dessous du péritoine n'avaient aucun rapport avec la dilatation du bassinet et du rein, et que ces prétendues hydronéphroses traumatiques n'étaient que des ruptures du bassinet ou de l'uretère. Les observations de Poland [1], de Stanley [2], de Hilton [3], où l'on fit l'examen nécroscopique, celles de Haviland [4] et Soller [5], où l'on constata, plusieurs années après l'accident, une oblitération ou une cicatrice de l'uretère, ont donné la démonstration anatomique qu'on attendait. En présence d'un de ces accidents, quelle est la conduite à suivre?

La *ponction*, tentée le plus souvent dans un but de diagnostic, a amené souvent en une ou plusieurs fois la disparition de la tumeur et la guérison du malade. Après une ou plusieurs ponctions, les opérés de Stanley, de Hick, de Croft, de Monod, ont guéri complètement, et ce ne sont point des guérisons temporaires : plusieurs malades revus après un certain nombre d'années étaient restés indemnes de tout accident. Quelle que soit de ces guérisons l'interprétation et le mécanisme, que l'uretère se cicatrise, ou que le rein s'atrophie, peu importe : il est certain que la ponction est chez

1. Poland. *Guy's Hosp. Rep.*, 1868, p. 56.
2. Stanley. *Med. chir. transact.*, 1845, p. 1.
3. Hilton. *Guy's Hosp. Rep.*, 1868, p. 95.
4. Haviland, *Patholog. soc. of. London*, 1859, p. 207.
5. Soller, *Lyon méd.*, 1880, t. XXXV, p. 555.

ces malades un excellent moyen de traitement, et c'est au trocart qu'on aura toujours recours, au moins pour commencer.

Dans d'autres circonstances l'*incision* et le drainage s'imposent : en cas d'échec de plusieurs ponctions, l'incision de la poche permettrait de rechercher peut-être la fistule uretérale, de l'oblitérer après suture. De même, quand il existe une infiltration d'urine ou quand les urines préalablement septiques provoquent par leur issue au dehors de l'uretère un phlegmon uro-purulent, l'indication s'impose d'ouvrir la poche, et de la drainer. Même dans ces conditions la guérison a été obtenue.

Mais, le plus souvent, après l'incision une fistule persiste, et la *néphrectomie* devient nécessaire. Godlee[1] sur une petite fille de 4 ans, qui avait été renversée par une voiture, retirait par la ponction le 25e jour après l'accident un demi-litre d'urine de la tumeur développée dans le flanc : 8 jours après, l'incision était devenue nécessaire, à cause de la rapide reproduction du liquide. Malgré cela la poche se vidait mal, la fièvre survint et Godlee se décida à enlever le rein deux mois plus tard. Barker[2], dans des conditions identiques, craignant de voir l'ouverture rester fistuleuse, se décida aussi

1. GODLEE, *Transact. of the clinic. Soc. of London.* 1887. t. XX, p. 219.
2. BARKER, *The Lancet*, 1885, t. I, p. 95.

à faire la néphrectomie. Une observation de Chaput[1] est encore plus intéressante : il y avait en même temps que rupture de l'uretère une déchirure du côlon. Après incision de la poche, il persista à la fois une fistule urinaire et une fistule stercorale : celle-ci s'oblitéra d'elle-même au bout de quelque temps. Pour guérir la première, Chaput tenta avec succès la néphrectomie.

Plaies de l'uretère. — Si on laisse de côté les plaies chirurgicales de l'uretère, on ne trouve dans la science qu'un bien petit nombre de faits ; il n'est pas possible de baser sur eux l'attitude à prendre et la thérapeutique rationnelle à instituer. L'ouverture du foyer d'infiltration, la recherche des deux bouts de l'uretère sectionné et la suture de ces bouts, tel est cependant le plan qui semble le plus simple à proposer, sinon à suivre. Si la suture est impossible, ou si elle ne réussit pas, il restera une fistule, qui nécessitera plus tard une nouvelle intervention.

Plaies chirurgicales. — De celles-ci j'excepte les plaies faites dans un but intéressé, la fistulisation établie par Agnew par exemple pour connaître l'état du rein opposé, ou par Le Dentu pour créer une

1. Chaput, *Bull. de la Soc. de clin. de Paris*, 3ᵉ s., t. XV, p. 202.

voie de dérivation : et je m'occupe seulement des plaies produites au cours des opérations gynécologiques par les manœuvres du chirurgien.

Pozzi[1], dans un travail où il étudie cette complication de l'extirpation des tumeurs rétropéritonéales, réduit aux trois cas suivants les conditions dans lesquelles la conduite à tenir présente des difficultés.

1° *Déchirure latérale de l'uretère sans solution de continuité.* — Le mieux est de faire une suture très exacte de la plaie avec de la soie fine en suivant les règles de la suture intestinale : on s'efforcera ensuite d'introduire une petite sonde en gomme à demeure, par la vessie, dans l'uretère correspondant jusqu'au delà de la suture ; elle sera laissée à demeure pendant 8 jours (Pawlich). Mais ce cathétérisme est bien hasardeux en ces circonstances : le mieux serait donc, après avoir fait la suture avec le plus grand soin, de ramener autant que possible vers l'ouverture abdominale les bords de la cavité résultant de l'énucléation de la tumeur, de manière à la *marsupialiser* et à l'isoler de la grande cavité péritonéale (Pozzi). Un tamponnement lâche assurera vers l'extérieur l'écoulement de l'urine, dans le cas où les sutures viendraient à céder.

1. Pozzi, *Congrès franç. de chirurgie*, 1891 ; voy. *Sem. méd.*, 1891, p. 154.

2° Déchirure complète de l'uretère sans que ses connexions voisines soient détruites. — La même conduite est à suivre, suture des deux bouts à la soie : Schopf[1] dans un cas d'ovariotomie pour kyste intra-ligamentaire réunit l'uretère sectionné par 8 points de suture ne comprenant pas la muqueuse : il obtint une guérison temporaire de 4 semaines.

3° Rupture complète avec arrachement d'un des bouts, qui se trouve disséqué dans une plus ou moins grande étendue. — Il est difficile d'obtenir ici, par la réparation, l'intégrité de l'appareil urinaire : le bout de l'uretère qui est séparé de ses connexions est voué à la mortification. Dans ces conditions, ce qu'il faut éviter avant tout, c'est l'effusion de l'urine dans le péritoine; on y arrive en créant une fistule urétérale ou en faisant la néphrectomie.

La néphrectomie est grave en ces circonstances, surtout parce qu'elle s'adresse à un malade déjà traumatisé et depuis quelque temps sous l'influence du chloroforme. « C'est pourquoi il sera préférable de différer la néphrectomie jusqu'après la guérison du premier acte opératoire, et pour permettre cette attente on pratiquera d'abord une fistule urétérale. » (Pozzi.) C'est dans ces conditions que Pozzi pratiqua sur une de ses malades une fistule urétérale : la néphrectomie tentée quelques mois plus tard guérit

---

1. Schopf. *Allg. Wiener med. Zeit.,* n° 31, 1886.

radicalement la patiente ; Tauffer[1], au contraire,
ayant voulu enlever le rein séance tenante, perdit
sa malade.

II

FISTULES DE L'URETÈRE[2]

Les fistules urinaires, qui ont l'uretère pour point
de départ, sont spontanées, chirurgicales ou traumatiques.

Spontanées, elles succèdent à l'urétérite, à la
tuberculose de l'uretère, à l'arrêt d'un calcul : elles
sont dans tous les cas fort rares, et pour les traiter,
il y a d'abord à s'adresser à la lésion causale, à
l'affection primitive de l'uretère.

Chirurgicales[3], les fistules de l'uretère sont créées
par le chirurgien dans le but de dériver momenta-

1. TAUFFER, *Société des médecins de Budapest*, séance du
29 avril 1893, et *Mercredi médical*, 1893, p. 520.
2. Il existe un certain nombre d'exemples de fistules congénitales : ce sont plutôt des abouchements anormaux de
l'uretère. Ces faits rentrent mieux dans le domaine de la
tératologie que de la chirurgie pratique : la coexistence
d'autres anomalies complexes rend l'existence impossible
aux sujets qui en sont porteurs. Quant aux fistules qui par
leur simplicité sont justiciables d'une intervention, il n'y
aura pour les traiter qu'à se guider sur les principes énoncés
dans ce chapitre.
3. TREKAKI. *Du méat urétéral artificiel*. Th. Paris, 7 avril
1892.

nément ou définitivement le cours des urines. M. Le Dentu, au cours d'une récidive de cancer utérin, se décida en pleine crise d'anurie à aboucher à la peau l'uretère sectionné. On n'aura que rarement l'occasion de recourir à cette opération : tout au plus dans les cancers et les fibromes inopérables y aura-t-il lieu pour dériver le cours des urines de créer un méat uretéral artificiel, dont le bénéfice se fera sentir pendant les quelques semaines qu'il reste aux malades à vivre. C'est une opération purement palliative et dont le besoin ne se fait que rarement sentir.

Enfin dans les plaies de l'uretère, nous avons vu que la création du méat était préférable pour le moment plutôt que l'ablation du rein.

Traumatiques, les fistules de l'uretère le sont beaucoup plus souvent : elles succèdent à des plaies de l'uretère ou à des ruptures, ou mieux à des déchirures produites ordinairement au cours de l'énucléation de ces tumeurs abdominales rétro-péritonéales ou intra-ligamentaires qui contractent avec l'uretère des connexions difficiles à dissocier.

Au point de vue du traitement, il y a deux catégories à établir entre ces fistules et quelle qu'en soit la cause : les fistules *hautes* et les fistules *basses* : les premières, cutanées le plus souvent, rarement viscérales siègent dans la partie supérieure de l'uretère, au-dessus du détroit supérieur, là où il est encore facilement abordable : les *secondes* sont des fistules pelviennes, cutanées quelquefois, plus souvent vaginales ou utérines ; elles succèdent à une compression par la tête fœtale ou à une opération gynécologique. A ces diverses catégories le même traitement n'est pas applicable.

Indications opératoires. — Ces fistules n'ont aucune tendance à l'oblitération spontanée. Le port indéfini d'un appareil prothétique n'est pas une perspective séduisante pour les malades, et on comprend comment on ait cherché à remédier, même par des opérations sérieuses et graves comme la néphrectomie, à une infirmité très gênante.

Fistules cutanées. — Pour les fistules cutanées, elle serait assurément logique et rationnelle l'opération dont le but serait de rechercher les deux bouts de l'uretère et de les suturer l'un à l'autre. En principe c'est très simple, en pratique c'est tout différent.

Arriver à l'uretère, c'est encore possible : que le trajet soit direct ou qu'il y ait un clapier uro-purulent intermédiaire, grâce à l'écoulement de l'urine on parviendra toujours jusqu'au bout supérieur.

Mais le bout inférieur est introuvable ou rétréci : c'est le caractère des sections transversales de l'uretère (Tuffier) de se rétracter à distance, de sorte que plus tard le rapprochement des deux bouts n'est plus possible. De plus, ce bout inférieur est rétréci, sinon oblitéré ; il est rétréci même si la fistule est latérale, et pour suturer l'uretère, il faudrait tout d'abord rétablir la perméabilité de son bout inférieur en réséquant la partie rétractée. Or, toutes ces manœuvres, au fond d'une plaie anfractueuse, sont loin d'être simples et faciles. Albarran a opéré dernièrement un malade pour une fistule uretérale consécutive à l'arrêt d'un calcul : le malade est actuellement en voie de guérison et l'observation encore inédite. En se guidant sur le trajet de la fistule, Albarran aborda l'uretère par la fosse iliaque ; il fut alors facile de trouver et d'extraire le calcul, qui s'était enclavé un peu au-dessous de la fistule. Pour rétablir la perméabilité de l'uretère, Albarran pratiqua séance tenante la taille transversale et mit à demeure un cathéter dans l'uretère ; celui-ci resta huit jours en place. La plaie inguinale qui avait été bourrée à la gaze est aujourd'hui presque fermée et ne laisse plus passer d'urine.

La néphrectomie, en maintes occurrences, se présente en dernier ressort comme seule capable de guérir les malades, lorsque la perméabilité de l'uretère est impossible à rétablir.

Toutefois, avant d'en venir à cette opération radicale, y aurait-il peut-être lieu de chercher à tenter l'abouchement de l'uretère dans l'intestin. Le succès de Chaput[1] ne peut être qu'encourageant :

1. *Soc. de chirurgie de Paris*, 5 mai 1895.

cependant, outre que l'opération est déjà grave par elle-même, elle expose encore à l'infection secondaire du rein et conduit ainsi à la néphrectomie ultérieure. A l'heure actuelle, les faits sont trop peu nombreux; l'avenir montrera jusqu'à quel point il y a lieu d'espérer de cet abouchement anormal un bénéfice sérieux et durable.

Fistules vaginales et utérines. — Pour les fistules pelviennes, on a tenté, dans diverses circonstances, l'avivement direct ou indirect.

L'avivement transversal a échoué entre les mains de Simon; Alquié et Panas n'ont pas réussi mieux par la cautérisation : aussi Landau conseille-t-il un autre procédé.

« On cathétérise par le vagin le bout inférieur de l'uretère, et l'on fait sortir par l'urèthre la sonde ainsi introduite dans la vessie. On fait pénétrer ensuite l'extrémité vaginale de la même sonde dans le bout supérieur de l'uretère. Il ne reste plus qu'à aviver les bords de la fistule et à la suturer transversalement par rapport à son grand diamètre.

« Si ce procédé est inexécutable, il faut transformer la fistule en vésico-vaginale par l'incision de toute la longueur du bout inférieur, puis aviver les bords et réunir transversalement. »

Sur 15 cas réunis par Schede, 3 fois seulement la guérison a été obtenue (Le Dentu).

Pozzi[1] a obtenu un beau succès par le procédé suivant : dédoublement des muqueuses vésicale et vaginale, puis dissection, aux dépens de cette dernière seule, de deux petits lambeaux en volets qui furent réunis avec soin.

La kolpocleisis ou occlusion du vagin, qui est employée dans les fistules vésico-vaginales incurables, a trouvé ici encore et pour les mêmes raisons une application aussi logique. Drucker[2] a eu recours à cette méthode sur une malade qu'il a observée à la clinique de Kehrer : la fistule était apparue à la suite de l'extirpation d'un fibrôme utérin. Comme traitement, Drucker créa d'abord une fistule vésico-vaginale, puis quelques semaines après l'occlusion du vagin, qui donna des résultats très satisfaisants.

Enfin, comme ressource ultime, la néphrectomie a été pratiquée : Simon, Le Fort, Bertini, Billroth, Pozzi, Credé, Zweifel, Van der Weerdk, Bœckel, Kammerer[3], Thiriar[4], Routier[5] y ont eu recours pour des fistules consécutives, à l'extirpation de pyosalpinx ou de tumeurs fibreuses.

1. Pozzi. *Bull. de la Soc. de chir.*, 1887, p. 114.
2. Drucker. *Archiv f. Gynæk.*, 1895. Bd. 43, p. 265.
3. Kammerer. Treatment of ureteral fistula, *New York Med. J.*, 2 juil. 1892.
4. Thiriar. Fistule urétéro-cutanée traumatique. Néphrectomie. *Mercredi médical*, 6 avril 1892.
5. Routier, *Soc. chir.*, 3 mai 1895.

La néphrectomie est la ressource ultime; Chaput, ayant à traiter une fistule urétéro-vaginale consécutive à une hystérectomie vaginale incomplète, pratiquée pour une double salpingite purulente, pensa à tenter l'abouchement de l'uretère dans le gros intestin. La malade guérit parfaitement.

M. Bazy, chargé de lire sur cette observation un rapport à la Société de chirurgie, pensait qu'il eût été préférable d'aboucher l'uretère dans la vessie. « Dans le cas, dit-il, où l'on aurait trouvé ce conduit simplement rétréci, il aurait suffi, après la taille hypogastrique et le cathétérisme de l'uretère, d'inciser la vessie au-devant de celui-ci et de suturer les bords de la plaie vésicale aux lèvres de l'orifice urétéral. Si, au contraire, l'uretère était oblitéré complètement au-dessous de la fistule, en prolongeant l'incision de la vessie dans la direction de l'uretère, on aurait pu retrouver ce dernier, dilaté au-dessous du rétrécissement, et l'on aurait pu également faire l'abouchement dans la vessie. Enfin, si cette exploration n'avait pas permis de trouver l'uretère, il aurait fallu refermer la plaie hypogastrique et, par une incision nouvelle, rechercher l'uretère au-dessus de la vessie pour l'aboucher dans cet organe. »

L'abouchement de l'uretère dans la vessie se présente en effet dans des conditions beaucoup plus favorables que l'abouchement dans l'intestin; pour toutes les fistules inférieures, il y a lieu d'y recourir tout d'abord.

Mais lorsque le rein est infecté, s'il existe une pyélite et, à plus forte raison, une pyonéphrose, toutes ces opérations de restauration n'ont plus de raison d'être, et la néphrectomie se présente comme la seule opération rationnelle. Picqué vient de communiquer à la Société de chirurgie (21 juin 1895) l'observation d'une néphrectomie qu'il pratiqua dans ces conditions; il s'agissait d'une fistule gynécologique. Mais le rein était infecté, et l'auteur crut devoir tenter la néphrectomie, qui lui donna un beau succès.

III

URETÉRITE, TUBERCULOSE ET TUMEURS DE L'URETÈRE

Il y a bien peu à dire sur le traitement de l'*urelérite*. Développée sous l'influence d'une infection ascendante partie de la vessie, l'urétérite préexiste le plus souvent aux lésions infectieuses du rein, à la pyélite, à la pyonéphrose. Une fois constituée, l'urétérite échappe en grande partie à nos moyens d'action. Toutes les tendances doivent être d'éviter l'inoculation de l'uretère par le traitement énergique des infections vésicales, au moyen des antiseptiques, surtout le nitrate d'argent.

Alors même que l'urétérite est constituée, le traitement de la vessie peut avoir grand avantage : M. Guyon a montré comment l'évacuation régulière et méthodique d'une vessie infectée et distendue, comment la taille haute ou vaginale dans les cystites douloureuses facilitait l'évacuation de l'uretère vers la vessie. Le lavage de l'uretère, que Bozemann pratique à travers une fistule vésico-vaginale, n'est guère pratiqué ; les succès que l'auteur a rapportés semblent bien plutôt dus aux effets de la taille elle-même.

Le traitement du rein agit aussi secondairement sur l'uretère ; en supprimant par la néphrotomie la distension du rein, on voit quelquefois l'uretère retrouver sa perméabilité.

Mais de traitement direct dans les lésions de l'uretère, il n'est pas encore question ; l'urétérectomie totale et partielle trouve son indication dans les cas, où le rein étant enlevé, l'uretère apparaît comme très malade et susceptible d'entraîner une longue et interminable suppuration ; mais en dehors de cette opération radicale, tout est à faire sur ce point. et l'avenir dira quels progrès sont à réaliser de ce côté. Dans ces derniers temps. Israël a eu l'occasion de pratiquer la néphrectomie et de réséquer la plus grande partie de l'uretère sur un malade atteint d'urétérite. L'observation qu'il a communiquée à la société de médecine de Berlin le 30 juin est intéressante : son malade était sujet depuis plusieurs années à des crises douloureuses extrêmement intenses rappelant celles de la colique néphrétique. A l'examen on trouvait le rein gauche augmenté de volume, douloureux à la pression, de même que l'uretère correspondant. Croyant à une néphrite calculeuse, Israël fit la néphrotomie lombaire et fendit le rein en deux : il n'y avait pas de calculs, mais une légère dilatation du bassinet. A la suite de l'opération, les crises ne furent ni moins fréquentes, ni moins intenses. Israël se décida à intervenir de nouveau : par une incision lombo-inguinale, il mit à nu le rein et l'uretère. L'uretère était induré, cartilagineux. S'étant assuré par le cathétérisme, à travers une incision, qu'il était perméable, Israël se contenta d'abord d'établir une fistule urétérale. Mais le malade n'ayant été nullement soulagé, on fit quelques jours après la néphrectomie. A l'examen de la pièce on trouva qu'il s'agissait d'un épaississement inflammatoire de la paroi de l'organe avec adhérences péri-urétériques. Aussitôt après l'intervention les crises cessèrent et la sensibilité de l'uretère disparut peu à peu.

La *tuberculose* de l'uretère est restée jusqu'ici tout autant à l'abri des interventions directes. Elle coïncide toujours ou presque toujours avec la tuberculose du rein ou de la vessie. Dans un cas comme dans l'autre, l'influence du traitement du rein ou de la vessie est absolument démontrée.

Mais quelle qu'en soit la forme, oblitérante et scléreuse ou ulcérative, le traitement direct est encore
à créer. Dans les hydronéphroses tuberculeuses
dues à l'urétérite scléreuse, si la néphrectomie
s'impose, on cherchera à réséquer de l'uretère la
plus grande étendue possible. Il en sera de même
si, au cours d'une ablation de rein tuberculeux, on
trouvait l'uretère très altéré.

J'en dirai tout autant des *tumeurs* de l'uretère ;
leur étude clinique est à faire. En dehors de quelques tumeurs villeuses du bassinet et de l'uretère,
on a observé le myxomyome (Cattani), le myxo-
sarcome (Ribbert), des kystes psorospermiques
(Eve) ; mais tout se réduit à ces cas isolés, et il est
encore à venir le jour où quelque tentative d'extirpation heureuse ou malheureuse viendra donner à
cette question l'intérêt pratique qu'elle n'a pas
encore.

TABLE DES MATIÈRES

PREMIÈRE PARTIE

ANATOMIE

CHAPITRE PREMIER

DES OPÉRATIONS QUI SE PRATIQUENT SUR LE REIN

CHAPITRE II

DES OPÉRATIONS QUI SE PRATIQUENT SUR L'URETÈRE

DEUXIÈME PARTIE

—

CHAPITRE PREMIER

AFFECTIONS DU REIN

CHAPITRE II

AFFECTIONS DE L'URETÈRE

26982. - Imprimerie Lahure, 9, rue de Fleurus, à Paris.

Bulletin

DES

Annonces.